Dr. med. Joachim Mutter

*Grün essen!*

Dr. med. Joachim Mutter

# Grün essen!

## Die Gesundheitsrevolution auf Ihrem Teller

Geleitwort von Prof. Dr. Franz Daschner
Vorwort von Markus Rothkranz
Nachwort von Sabine Spitz

VAK Verlags GmbH
Kirchzarten bei Freiburg

Bibliografische Information der Deutschen Nationalbibliothek
Die Deutsche Nationalbibliothek verzeichnet diese Publikation in der Deutschen Nationalbibliografie; detaillierte bibliografische Daten sind im Internet über http://dnb.d-nb.de abrufbar.

VAK Verlags GmbH
Eschbachstr. 5
79199 Kirchzarten
Deutschland
www.vakverlag.de


Fotos: siehe Bildquellenverzeichnis
Lektorat: Norbert Gehlen
Coverdesign: Sabine Dunst (Guter Punkt, München)
Coverabbildung: tachyglossus / shutterstock.com
Layout: Karl-Heinz Mundinger (VAK)
Satz: Goar Engeländer (www.dametec.de)
Druck: F. Pustet KG, Regensburg
Printed in Germany
ISBN: 978-3-86731-098-7

# Inhalt

## *Anhang*

*„Die Gesundheit ist zwar nicht alles,*
*aber ohne Gesundheit ist alles nichts.“*

Arthur Schopenhauer

# Vorwort von Markus Rothkranz

Liebe Leser, Sie möchten in Ihrem Leben wirklich glücklich und zufrieden sein? Dann tun Sie das Richtige! Was das ist, sagt Ihnen Ihre innere Stimme – und das sagt Ihnen ein genauer, respektvoller Blick in die Natur. Sehen Sie sich einmal um: Der Mensch ist das einzige Lebewesen auf der Erde, das seine Nahrung erhitzt, kocht, brät oder backt – und er ist gleichzeitig des einzige Lebewesen, das an Krebs, Diabetes, Herzerkrankungen oder Pilzerkrankungen leidet und im Alter dahinsiecht. Ähnliche Leiden findet man bei Tieren nur dann, wenn sie vom Menschen gefüttert werden oder das essen, was der Mensch übrig lässt. Tiere, die in freier Wildbahn leben, haben im Alter nicht solche Beschwerden, wie wir sie haben.

Die größten Gesundheitsprobleme sind erst mit unserer „modernen" Welt aufgekommen. Warum glauben wir Menschen, wir müssten den natürlichen Zustand unserer Nahrung verändern, bevor wir sie essen? Die Natur hat doch alles perfekt erschaffen! In Millionen Jahren der Evolution sind in der Natur nur *die* Lebewesen übrig geblieben, die „funktionieren", das heißt: die so, wie sie sind, intakt und überlebensfähig sind. Alle anderen sind ausgestorben. Um Antworten auf unsere Fragen zu finden, müssen wir also nur die Natur studieren und ihren inneren „Bauplan" respektieren. Je mehr wir vom Weg der Natur abweichen, desto mehr Probleme werden wir in unserem Leben bekommen.

Die meisten Menschen in der „modernen" Welt haben eine Menge „Stress" und „wenig Zeit". Deshalb essen sie Fast Food und Fertiggerichte, die schnell den Hunger befriedigen – aber das ist nicht wirklich Nahrung. Ein Beispiel: Nehmen Sie einen frischen Apfel (bzw. seinen Kern) und vergraben Sie ihn in der Erde – nach einer Weile sehen Sie dort einen Apfelbaum wachsen. Und dann nehmen Sie einen zweiten Apfel, kochen oder backen ihn und vergraben ihn ebenfalls in der Erde – was wird daraus? Nichts. Er vermodert. Warum? Weil Sie ihm mit dem Erhitzen seine Lebenskraft genommen haben.

Natürliche Nahrung ist dazu bestimmt, *roh* verzehrt zu werden – in ihrem natürlichen Zustand. Die Nahrung roh zu essen, das kostet weniger Mühe und weniger Zeit und es bewirkt, dass Sie sich bald großartig fühlen, dass Ihre gesundheitlichen Probleme verschwinden und dass Sie länger leben. Rohkost – das ist nichts Fades, Eintöniges, Unappetitliches. Sie brauchen sich nur ein wenig damit vertraut zu machen, was draußen im Grünen wächst und wie man es sich geschickt zurechtmixt.

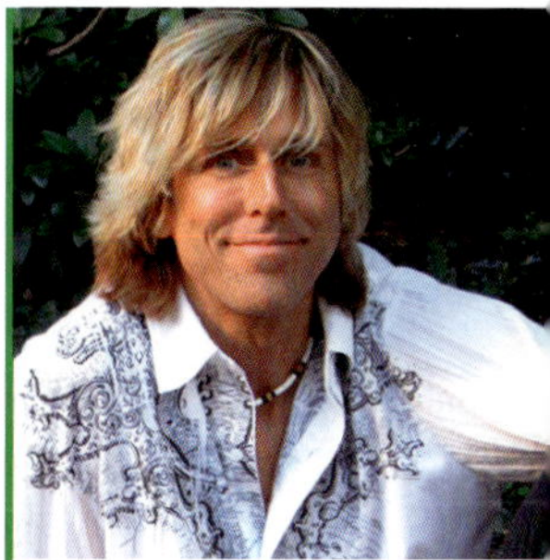

Als ich hörte, dass Dr. Joachim Mutter – ein studierter Mediziner, ein Arzt – kranke Menschen mit frischen, rohen Nahrungsmitteln „behandelt", um sie zu heilen, da bot ich gleich meine Unterstützung für sein Buch an. Hier zeigt sich eine neue Generation von Heilkundigen, die den einzig richtigen Weg zu Gesundheit und langem Leben weisen. Ich begrüße Sie als Leser auf diesem Weg und wünsche Ihnen viel Liebe und Licht!
*Markus Rothkranz*

Markus Rothkranz, gebürtiger Deutscher, lebt seit vielen Jahren in den USA und ist als Autor[1], Referent und Aktivist der Rohkostbewegung tätig.

*

# Geleitwort von Prof. Dr. Franz Daschner

Ich habe mit dem Autor viele Jahre zusammengearbeitet, er war einer meiner liebsten Assistenten, unglaublich fleißig und beliebt bei seinen Patienten, gefürchtet von seinen wissenschaftlichen Gegnern, denn er kannte die einschlägige wissenschaftliche Literatur (zum Beispiel zum Thema *Amalgam*) besser als jeder andere.

Unvergesslich ist mir folgendes Erlebnis mit ihm: Wir fuhren mit dem Zug (in Sachen Amalgam) zum Robert-Koch-Institut in Berlin. Zur Vesperzeit aß ich mit größtem Appetit eine Wurstsemmel, er öffnete einen riesigen Koffer, aus dem er eine riesige Schüssel holte, die mit Grünzeug, das er morgens auf der Wiese vor seinem Haus gesammelt hatte, gefüllt war. Das aß er dann mit sichtbarem Vergnügen.

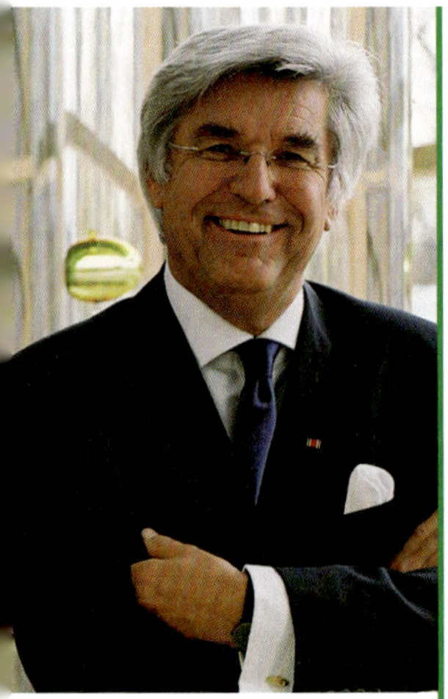

Nun schreibt er dieses wunderbare Buch. Wiederum staune ich über sein unglaubliches Wissen, das er so wiedergibt, dass es jeder verstehen kann, der will. Ich muss zugeben, dass ich nicht einmal die Namen vieler Pflanzen, die er als essbar beschreibt, gehört habe. Auch muss ich zugeben, dass ich häufig einem schönen Stück Fleisch und ein oder zwei Viertele Rotwein nicht widerstehen kann. Und eine Leberkäs-Semmel schmeckt mir leider immer noch besser als Brennnesselsalat.

Ich habe dieses Buch mit großem Vergnügen und mit Bewunderung für den Autor, wenn auch mit denkbar schlechtem Gewissen, gelesen. Es gibt aber auch überhaupt keinen Zweifel, dass derjenige, der auch nur 10 Prozent dessen beherzigt, was Joachim Mutter empfiehlt, gesünder lebt und gleichzeitig die Natur schont. Daher danke ich dem Autor für sein Engagement und wünsche dem Buch eine große Verbreitung.
*Prof. Dr. med. Franz Daschner*

Professor Franz Daschner war lange Zeit Direktor des Instituts für Umweltmedizin und Krankenhaushygiene am Universitätsklinikum Freiburg. Er war Ökomanager des Jahres 1998 und erhielt als erster Mediziner überhaupt den Deutschen Umweltpreis. Heute ist er Vorstandsvorsitzender der Stiftung *viamedica – Stiftung für eine gesunde Medizin.* (www.viamedica-stiftung.de)

# Einführung

Die Menschen, die zu mir in die Praxis kommen, haben alle denselben Wunsch: Sie wollen gesund werden und bleiben und ihre Leistungsfähigkeit und Lebenskraft steigern, und zwar möglichst bis ins hohe Alter. Mir ist es wichtig, zu erforschen, zu erkennen und zu erfahren, was die hauptsächlichen *Ursachen* für Krankheiten sind. Sind diese erst einmal bekannt, stößt man automatisch auch auf die besten „Gesundmacher". Das Therapiekonzept ist dann relativ einfach: Die „Krankmacher" müssen gemieden werden – die wichtigsten „Gesundmacher" sollten wahrgenommen werden.

Die herkömmlichen, etablierten Überzeugungen und Meinungen darüber, was die Menschen krank oder gesund macht, weichen meist völlig von dem ab, was praktisch, also im wirklichen Leben, die besten und sichersten gesundheitlichen Erfolge zeigt. Es mag provokativ klingen, aber nach meiner Auffassung wäre es mit wenigen kostengünstigen Maßnahmen sofort möglich, einen großen Teil der heutigen Krankheitsbelastung massiv zu senken. Da dies nicht geschieht, wurde bereits öffentlich die Frage gestellt, ob es im Sinne bestimmter Interessengruppen vielleicht sogar *erwünscht* sei, dass es möglichst lange möglichst viele Kranke gibt. Eine pointierte Antwort darauf war vor ein paar Jahren im Organ der Bundesärztekammer zu lesen. Im *Deutschen Ärzteblatt* – meistgelesene Ärztezeitschrift Deutschlands – kritisierte Professor Dr. med. Klaus Dörner (Psychiater und Buchautor[2]) die folgende Tendenz:

„Der Wettbewerb zwingt zur Erschließung neuer Märkte. Das Ziel muss die Umwandlung aller Gesunden in Kranke sein, also in Menschen, die sich möglichst lebenslang sowohl chemisch-physikalisch als auch psychisch für von Experten therapeutisch, rehabilitativ und präventiv manipulierungsbedürftig halten, um ‚gesund leben' zu können. Das gelingt im Bereich der körperlichen Erkrankungen schon recht gut, im Bereich der psychischen Störungen aber noch besser, zumal es keinen Mangel an Theorien gibt, nach denen fast alle Menschen nicht gesund sind."[3]

Etwas humorvoller formulierte es der Schriftsteller Eugen Roth (1895–1976):

„Was bringt den Doktor um sein Brot?
a) Die Gesundheit, b) der Tod.
Drum hält der Arzt, auf daß *er* lebe,
uns zwischen beiden in der Schwebe."

*

Über Jahrzehnte gab man weltweit mehrere Billionen Dollar aus, um Krankheiten zu verhüten oder zu heilen. Tatsächlich wurden teilweise sehr große Erfolge erzielt: in der Hygiene, bei akuten Infektionskrankheiten, bei Notfällen, Unfällen und Verletzungen. Durch verbesserte intensivmedizinische Maßnahmen können heute deutlich mehr Leben gerettet und erhalten werden. Bestimmte akute Krankheiten, die früher häufig waren, sind seltener geworden. Doch den *chronischen* Krankheiten steht die Medizin noch weitgehend machtlos gegenüber. Die absoluten Krankheitszahlen steigen in den Industrieländern stetig an. Mittlerweile stellen chronische Krankheiten mehr als 80 % aller registrierten Krankheiten dar. Zu ihnen zählen die sogenannten *Volkskrankheiten*. Außerdem entstehen viele *akute* Krankheiten (wie Herzinfarkt, Lungenembolie oder Schlaganfall) oft im Verlauf der *chronischen* Krankheiten (wie Bluthochdruck oder Blutgefäßverkalkung).

Einige wichtige Krankheitsursachen habe ich in meinen bisher erschienenen Büchern bereits beschrieben. In diesem Buch werden Sie die wohl wichtigste Krankheitsursache und ein sehr wirksames „Mittel" für Gesundheit kennenlernen.

Es ist mir wichtig, die Darstellung der Hintergründe möglichst allgemein verständlich zu formulieren. Im Bemühen um wissenschaftliche Fundierung der Aussagen wird es sich aber nicht vermeiden lassen, dass in den Text auch viele Fachausdrücke einfließen. Die wichtigsten Fachbegriffe werden im Anhang erklärt. Doch werden Sie die Grundaussagen des Buches auch dann verstehen, wenn Sie nicht jede Fachbezeichnung kennen.

# Teil I
# Warum und wie Fehlernährung krank macht

*„Eure Nahrung soll eure Medizin sein und eure Medizin soll eure Nahrung sein."*

Hippokrates, Urvater der Medizin (etwa 460–370 v. Chr.)

*

*Dann sprach Gott: „Seht, ich übergebe euch alles Kraut, das Samen hervorbringt auf der ganzen Erde, und alle Bäume …; das sei eure Nahrung."*

Aus dem Buch *Genesis* 1, 29 [4]

*

*„Vor allem ist der Mensch also ein fortgesetzter Ernährungsprozess … Vielleicht entdeckt eines Tages ein Wissenschaftler, wie man aus gewöhnlichen Kindern bedeutende Menschen macht, so, wie Bienen eine beliebige Larve zu einer Königin verwandeln, nur durch eine besondere Nahrung, deren Zubereitung ihnen bekannt ist."*

Alexis Carrel, Nobelpreisträger

Die meisten Nahrungsmittel, die wir heutzutage essen, sind genetisch gesehen keine Menschennahrung. Sie liefern zwar Energie, führen nach Jahren und Jahrzehnten der Fehlernährung aber zu Erkrankungen. Durch unpassende Ernährung können im Darm sogar hochgiftige Substanzen produziert werden, die manche Umweltgifte übertreffen. (Hier sind insbesondere Ammoniak oder die Gruppe der „Leichengifte“ zu nennen.) Ungeeignete Ernährung, zu der auch viele sogenannte gesunde Ernährungsweisen zu zählen sind (wie ich noch zeigen werde), ist für fast 70 % aller Erkrankungen mitverantwortlich, auch für Krebs. So schrieb die *Deutsche Gesellschaft für Ernährung* (DGE) zu den „Ergebnissen des Ernährungsberichts 2004 der DGE“ (18.1.2005): „In Deutschland sind Herz-Kreislauf-Erkrankungen mit 47,3 % und bösartige Tumoren mit 25,1 % weiterhin die häufigsten Todesursachen … Schließt man die durch Rauchen assoziierten Todesfälle aus, sind diese ernährungsmitbedingten Krankheiten für über zwei Drittel der Todesfälle verantwortlich. Die durch falsche Ernährung und Lebensweise mitverursachten Todesfälle könnten durch eine ausgewogene Ernährung und regelmäßige körperliche Bewegung verringert werden.“

Forschungsarbeiten der letzten Jahre belegen, dass alle chronischen Krankheiten, zu denen auch die „Volkskrankheiten“ zählen, hauptsächlich durch die beiden folgenden Faktoren verursacht sind:

- Fehlernährung
- Schadfaktoren (Gifte, auch in Nahrungsmitteln, und künstliche Strahlung)

Als dritter Ursachenkomplex könnten psychische Faktoren angeführt werden, die wiederum zu falscher Nahrungsauswahl, zu verminderter Bewegungsaktivität und damit zur Ausbreitung der Volkskrankheiten beitragen.

Die krankmachende Wirkung der Fehlernährung beruht nicht auf „Überernährung“, sondern überwiegend auf der *Unterversorgung mit Vitalstoffen*. Vitalstoffe sind keine Nährstoffe, die einen Energiewert besitzen (wie Fett, Eiweiß, Kohlenhydrate). Trotzdem sind sie für ein gesundes Leben und für die Fortpflanzung unentbehrlich.

Zu ihnen zählen nicht nur die bekannten Vitamine, sondern auch Vitaminoide (zum Beispiel Coenzym Q1, Q10, Carnitin, Alpha-Liponsäure), Spurenelemente (wie Molybdän, Chrom, Selen, Mangan, Jod, Zink), lebende Enzyme, Tausende Pflanzenstoffe (oft als sekundäre Pflanzenhilfsstoffe bezeichnet), lebenswichtige mehrfach ungesättigte Cis-Fettsäuren, Erbsubstanz (RNA und DNA) und Zuckerarten, die keinen Energiewert (Kalorien) besitzen (wie Ribose). Die positiven Wirkungen der Vitalstoffe sind zum Teil erst in jüngster Zeit entdeckt und erforscht worden (pflanzliche Farbstoffe, Polyphenole, Phenolsäuren, Salvestrole, Oligomere, Prozyanide, microRNA). Der Einfluss unzähliger weiterer in natürlicher Nahrung vorkommender Substanzen auf den Menschen ist aber nach wie vor unbekannt.

Die hier angesprochene Fehlernährung trägt auch maßgeblich zur krankmachenden Wirkung der Schadstoffbelastung bei. Daraus folgt:

> Die Ernährung spielt wohl die größte Rolle bei der Entstehung von Krankheiten – aber auch bei ihrer Heilung. Darum geht es in diesem Buch.

## Der Körper des Menschen ist, was er isst

Der menschliche Körper besteht aus Billiarden einzelner Zellen sowie aus den Zwischenräumen zwischen diesen Zellen (Zellzwischenräume, meist Bindegewebe). Die Zellen, das Blut und die Zellzwischenräume bestehen aus genau den Baustoffen, die über die Nahrung zugeführt werden. Beispielsweise besteht die Zellmembran, die äußere Hülle einer Zelle, aus Fettsäuren. Wenn die Nahrung nun ranzige oder trans-Fettsäuren enthält, dann werden diese in unsere Zellmembranen eingebaut und stören für längere Zeit, oft für Monate, die Funktionen der Zellen empfindlich. Sie können nicht mehr so viel „Bio-Energie“ bilden und sind nicht mehr flexibel. Unsere Zellen können auch das Zellgift Acrylamid enthalten, das immer aus acrylamidbelasteten Nahrungsmitteln oder hohen Blutzuckerwerten herrührt. In menschlichen Körpern finden sich außerdem oft viele unerwünschte Schwermetalle oder chemische Giftstoffe.

Diese unerwünschten Substanzen stören empfindlich die Stoffwechselprozesse der Zelle und damit auch die der Organe und des ganzen Körpers. Sie sind eine Ursache für Krankheiten. Die *Menge* dieser Chemikalien und Schwermetalle, die meist sehr lange, wenn nicht lebenslang, in unserem Körper festsitzen, hängt direkt auch von der Ernährungs- und Lebensweise ab. Grob gesehen gilt folgende Regel:

Menschen, die überwiegend Nahrungsmittel aus kontrolliert biologischem Anbau oder Wildsammlung zu sich nehmen sowie weniger Tierprodukte essen, haben deutlich weniger Schadstoffe in ihrem Körper. (Das gilt allerdings nicht für Produkte, die nur das Bio-Siegel der EU tragen.) Dagegen sind die Körper von Menschen, deren Nahrung aus konventionell angebauter Nahrung und vielen Tierprodukten besteht, um ein Vielfaches mehr mit diesen Giftstoffen belastet. Diese chemischen Substanzen lagern sich nicht nur im Körper ab, sondern beeinträchtigen auch die Darmflora negativ.

## Sind Bio-Nahrungsmittel gesünder?

Ein Mensch nimmt in seinem Leben durchschnittlich etwa 30 Tonnen Lebensmittel und 50 Tonnen Getränke zu sich. Damit nimmt er möglicherweise auch viele Kilogramm Schadstoffe auf. Denn zahlreiche Schadstoffe, die in unseren Körperorganen nachweisbar sind, stammen aus unserer Nahrung. Hier können wir höchst erfolgreich Einfluss nehmen: Es ist mehrfach belegt, dass biologisch angebaute Nahrungsmittel deutlich weniger Schadstoffe enthalten als konventionelle Nahrungsmittel.

Der Grund dafür: Im biologischen Landbau sind künstliche Chemikalien wie Insektizide (Insektenvernichtungsmittel), Fungizide (Pilzvernichtungsmittel), Herbizide (Unkrautvernichtungsmittel), Phosphatdünger (der hochgiftiges Uran enthält) und künstlicher Stickstoffdünger (der giftiges Cadmium enthält) verboten. Auch genveränderte Nahrungsmittelpflanzen, die ein sehr hohes Gesundheitsrisiko bergen, sind im biologischen Landbau nicht zugelassen. Zudem ist die Qualität des Bodens durch die Menge der darin lebenden, Humus bildenden Regenwürmer und Mikroorganismen um ein Vielfaches höher. Auch unser Trinkwasser wird bei Bio-Anbau weniger mit Rückständen aus Phosphatdünger und Pflanzenschutzmitteln belastet.

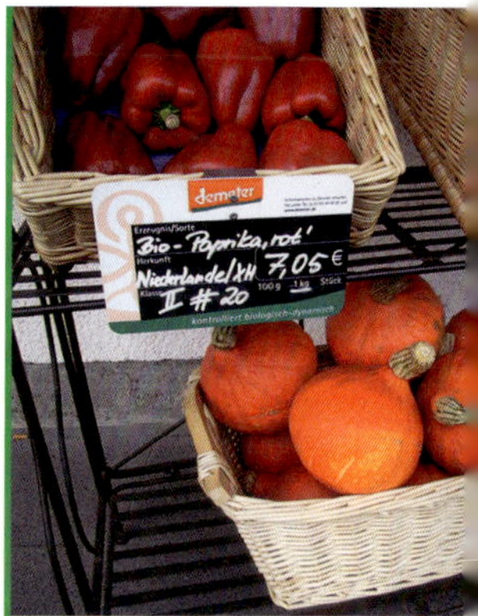


Neben der relativen Schadstoffarmut weisen Bio-Lebensmittel deutlich höhere Mengen an gesundheitsfördernden Vitalstoffen auf. Warum ist das so? Weil sich die Pflanzen wegen des fehlenden Pestizideinsatzes selbst gegen Insekten und Krankheitserreger (wie zum Beispiel Pflanzenpilze) wehren müssen. Diese Abwehrarbeit wird ihnen nicht durch Chemikalien abgenommen. Und die in Bio-Lebensmitteln vermehrt gebildeten pflanzlichen Abwehrstoffe sind für unsere Gesundheit erfreulich positiv. Als Beispiel sei hier die große Gruppe der Polyphenole genannt, die unsere Langlebigkeitsgene (Sirtuin-Gene) „anschalten“ und im Tierversuch die gesunde Lebensdauer auf bis zu 150 % erhöhten. Auch die krebszerstörenden Salvestrole, die meist bitter schmecken, kommen in Bio-Pflanzen vielfach vermehrt vor. Die positiven Wirkungen echter Bio-Lebensmittel werden nur noch durch Produkte aus Permakultur und Wildsammlung übertroffen. Allerdings muss beachtet werden, dass Lebensmittel, die mit dem Bio-Siegel der EU ausgestattet sind, nicht die gleiche hohe Qualität aufweisen wie diejenigen von anerkannten Bio-Anbauverbänden wie *Naturland, Bioland* oder *Demeter*.

Oft wird argumentiert, dass allein mit Bio-Nahrung die Weltbevölkerung nicht zu ernähren sei. Eine Studie der Universität Michigan unter der Co-Leitung von Catherine Badgley ergab 2007, dass nach einer weltweiten Umstellung der Ernährungsproduktion auf biologisch erzeugte Nahrungsmittel etwa 75 % mehr Kalorien erzeugt werden könnten. Im Ergebnis wäre das eine Menge, die theoretisch eine Weltbevölkerung von 12 Milliarden Menschen ernähren könnte.[5]

## *Ist „bio-" generell gleich gesund?*

Allerdings muss man auch festhalten: Essen von Bio-Lebensmitteln bedeutet nicht automatisch bessere Gesundheit im Vergleich zu „Normalköstlern". Denn auch dann, wenn Sie zwar die natürlich erzeugten Bio- oder Wildprodukte kaufen, diese aber ungünstig verarbeiten, bekommen Sie eine Menge neu entstehender schädlicher Substanzen ab. Zum Beispiel werden beim Erhitzen dünnflüssiger Pflanzenöle – egal, ob biologisch erzeugt oder nicht – hochgiftige trans-Fettsäuren gebildet. Trans-Fettsäuren sind in ihrer Struktur veränderte ungesättigte Fettsäuren, die in der Natur praktisch nicht vorkommen. Sie gelten als höchst gesundheitsschädlich, zerstören die Blutgefäße, machen müde und verursachen Krebs. In den meisten Fertignahrungsmitteln, die wir heute konsumieren, sind trans-Fettsäuren enthalten.

Trans-Fettsäuren können enthalten sein im überwiegenden Teil der handelsüblichen, das heißt raffinierten, flüssigen Pflanzenöle, insbesondere in solchen, die einen hohen Gehalt an mehrfach ungesättigten Fettsäuren aufweisen (Distelöl, Sonnenblumenöl, Sojaöl, Rapsöl, Maiskeimöl, erhitztes Leinöl), aber auch in der Kruste von Vollkornbrot, Leinsamenbrot, Vollkorngebäck, in den in Sonnenblumenöl eingelegten Konserven (wie Sardinen, Oliven) oder in oft mit Sonnenblumenöl versetzten Streichcremes. Trans-Fettsäuren sind außerdem in vielen Margarinen zu finden, aber auch in gerösteten Samen und Nüssen (Sesam, Kürbiskerne, Sonnenblumen, Hanf, Walnüsse, Mandeln, Makadamia, Leinsamen). Weiterhin sind sie in vielen Fischkonserven und in manchen Fischölen vorhanden.

Ein anderes selbst erzeugtes Gift ist Acrylamid, das beim Braten, Backen, Rösten oder Frittieren von Kohlenhydraten entsteht und deshalb insbesondere in der Rinde von Vollkornbroten, aber auch in Kartoffeln, Kuchen, Gebäck, Chips, Flips, Reiswaffeln etc. enthalten sein kann.

Etwa 90 bis 95 % aller verarbeiteten Lebensmittel, die in Geschäften angeboten werden, sind mehr oder weniger ungesund. Das gilt – wenngleich in geringerem Umfang – leider auch für Bio-Läden oder Reformhäuser. Denn nicht nur die handelsüblichen Fertigprodukte, sondern auch die in Bio-Läden angebotenen Fertignahrungsmittel können eine Menge potenziell schädlicher Substanzen enthalten oder ungünstig zusammengesetzt sein. Die oben erwähnten trans-Fettsäuren sind beispielsweise oft auch in vegetarischen Bio-Brotaufstrichen und Pestos nachweisbar. Sie sind ebenso in den meisten Vollkornbroten, in Weizenkeimlingen oder in Gebäck vorhanden, außerdem in vielen Nussmusen oder Nougatcremes. Dort findet sich meist auch Acrylamid, das besonders in der Rinde von Broten, in Keksen, Chips, Popcorn, Reiswaffeln, Maiskeksen und anderen Gebäckarten, in gerösteten Fertigmüslis und Ähnlichem vorkommt.[6]

Manche Zeitgenossen meinen, wenn sie Bio-Nahrung äßen, blieben sie in jedem Fall gesund. Allerdings ist die Schädlichkeit von Auszugsmehl und Produkten daraus (wie Spaghetti) oder von verschiedenen Zuckerarten gleichwertig – egal, ob sie konventionell oder biologisch erzeugt worden sind. Durch Bio-Zucker, Bio-Laugenstangen, Bio-Bonbons, Bio-Trockenfrüchte, Bio-Fertigmüsli oder Bio-Kekse werden genauso schnell und sicher Zivilisationskrankheiten ausgelöst wie durch die gleichartigen konventionellen Produkte. Auch wird mit diesen Produkten der Blutzucker gleich stark in die Höhe getrieben. Durch diese unnatürlichen Blutzuckerkonzentrationen entsteht sogar das schädliche Acrylamid direkt im Körper.

## *Und wie ist das mit Tierprodukten?*

Tiere stehen in der Nahrungskette höher und sammeln daher im Vergleich zu Pflanzen das Vielfache der meisten Schadstoffe in ihrem Körper an. Dabei gilt die Grundregel, dass Raubtiere und alte Tiere mehr Giftstoffe aufweisen als junge, kleine und vegetarisch lebende Tierarten. Daher verwundert es nicht, dass beispielsweise Haie und Thunfische gegenüber Sardinen oder Heringen hundertfache Mengen an Chemikalien und Schwermetallen aufweisen können. Gleiches gilt für Landtiere. Aber nicht nur Fleisch und Innereien von Tieren sind betroffen, sondern auch Milch und Eier. Daher gilt:

Wenn Tierprodukte wie Milch, Milchprodukte, Fleisch, Innereien, Eier, Fisch, Krebse oder Austern sehr oft auf dem Speisezettel stehen, dann weisen auch die menschlichen Körperorgane mehr Schadstoffe auf.

Tiere aus *biologischer* Haltung und ihre Produkte sind allerdings wiederum deutlich weniger belastet, weil sie kein konventionell erzeugtes, also mit chemischen Zusatzstoffen versehenes oder genverändertes Futter zu fressen bekommen. Dies gilt allerdings nicht in vollem Umfang für Produkte mit dem Bio-Siegel der EU.

## Gesunde Ernährung und Schlankheit – eine Utopie?

Zeitschriften, Ratgeber, Bücher und Internetseiten sind voll davon: Vielerlei neue und alte Diäten, „todsichere" Rezepte, Kalorientabellen, Klassifizierungen von erlaubten und schädlichen Speisen, Ernährungsempfehlungen bei verschiedenen Krankheiten, tägliche Mengenbegrenzungen, Ernährung nach dem Mond- oder Biorhythmus oder nach alten Gesundheitslehren (wie Ayurveda, traditionelle chinesische Medizin – TCM) – diese „Überfütterung" mit Tipps für gesunde Ernährung kann diejenigen, die sich näher dafür interessieren, leicht verwirren.

Unter den Gesundheitsratgebern stehen Bücher zum Thema Schlankwerden ganz oben auf der Bestsellerliste. Das hat zwei Gründe: Zum einen gibt es hier großen Bedarf, weil es viele übergewichtige oder fettsüchtige Menschen gibt. Zum anderen ist Übergewicht eine der wenigen Volkskrankheiten, die jedem täglich ins Auge fallen und leicht nachweisbar (messbar) sind. Das ist bei anderen, mindestens ebenso häufigen und gefährlicheren „Volksseuchen" wie

Blutgefäßverkalkung, Bluthochdruck, Blutzuckererhöhung, Alzheimer oder Krebs (jeweils im Anfangsstadium) nicht so. Diese Erkrankungen werden oft erst spät bemerkt, da die Entwicklungszeit bis zum sichtbaren Ausbruch 10 bis 40 Jahre umfassen kann.

Die vielen guten Ratschläge zur Ernährung sind oft gegensätzlich oder nur schwer umsetzbar. Beispielsweise wird empfohlen, keine Kohlenhydrate zu essen, dafür aber viel tierisches Eiweiß und Fett – andere wollen das Fett in der Nahrung reduzieren und wieder andere empfehlen Eiweißfasten oder: nur noch Früchte essen. Die einen behaupten, der Mensch brauche zum Leben Fleisch und Milch – die anderen sagen das Gegenteil und bestehen darauf, dass Getreide die Basis der Ernährung sein müsse. Wieder andere verteufeln zwar den Genuss von Fleisch, empfehlen aber als „Fleischersatz" Sojaprodukte oder Lupineneiweiß. Bei den einen soll nur noch die *Hälfte* gegessen werden, bei den anderen alles nur *gekocht*. Die Nächsten empfehlen eine Ernährung nach dem Blutgruppen- oder Stoffwechseltyp – ferner werden wahlweise gluten-, milcheiweiß-, histamin-, nickel- oder allergenarme Ernährungsweisen nach Bluttest bevorzugt.

Zu guter Letzt geben auch noch die für Ernährung zuständigen Behörden oder Organisationen der Industrieländer Empfehlungen heraus, um eine „ausgewogene und reichhaltige" Ernährung für die Bürger zu sichern. Die meisten Deutschen wissen aber nicht, wie die von der *Deutschen Gesellschaft für Ernährung* vorgeschlagene Ernährungsweise in der Praxis aussehen soll. Ein Heer von diplomierten Ernährungsexperten und Diätberatern versucht, das jeweilige neueste Ernährungswissen in öffentlichen Einrichtungen wie Kliniken und Schulen dem Volk nahezubringen. Kampagnen wie „fünfmal am Tag Obst und Gemüse" oder eine unüberschaubare Anzahl an Rezepten und Kochbüchern für jede Gelegenheit überfluten die Ernährungslandschaft weiter. Damit nicht genug: Auch der Medizinbetrieb, Medikamentenhersteller und Krankenkassen haben seit Jahrzehnten viel Zeit und Geld in Forschung, Präventionsprogramme und entsprechende Therapien gesteckt.

Alle meinen es gut und behaupten, mit der von ihnen proklamierten Ernährungsweise würde man gesund oder zumindest nicht krank. Selbst Ärzte sind über die Bedeutung der Ernährung für die Gesundheit oft nicht hinreichend informiert; im medizinischen Studium gibt es kein Fach Ernährungslehre. Viele Ärzte nehmen zwar an, dass die Ernährung ein Faktor bei der Entstehung von Krankheiten sei, aber sie glauben nicht, dass eine gesunde Ernährung Krankheiten heilen könne. Beispielsweise wird Krebskranken auch heute noch der Rat gegeben: „Essen Sie, was Ihnen schmeckt!" Es verwundert daher nicht, dass die Mehrheit der Bürger resigniert, gleichgültig wird und weiterhin das isst, was die Lebensmittelkonzerne anbieten.

## Forschungsergebnisse zu gesunder Ernährung

Für eine fundierte Antwort auf die Frage nach der gesunden Ernährung sollte man die Ergebnisse aus Tierversuchen, Beobachtungsstudien an Menschen, Ernährungsexperimente und auch die Aussagen alter Überlieferungen berücksichtigen.

Archäologische Ausgrabungen von Leichenteilen zeigen eindrucksvoll, dass es bei unseren Vorfahren vor mehr als 10 000 Jahren kaum Anzeichen von Karies, Zahnfehlstellungen und anderen Zivilisationskrankheiten gab. Seit dem Beginn der Sesshaftigkeit und des Kultivierens vor 10 000 Jahren und seit dem zunehmenden Verzehr verschiedener Getreidearten entwickelten sich Zeichen von Arteriosklerose oder Gelenkschäden. Aber Krebs beispielsweise kam auch noch vor 5000 Jahren nicht vor. (Dies wurde 2010 in der amerikanischen Wissenschaftszeitschrift *Nature Reviews Cancer* publiziert.) Warum war das so?

Ernährungsversuche mit Tieren während der letzten 100 Jahre ergeben ein einheitliches Bild: Wenn Tiere (unabhängig von der Tierart) die im „Westen" übliche menschliche Kost zu essen bekommen, leiden sie bald an den gleichen Krankheiten, an denen wir „zivilisierten" Menschen leiden; zum Beispiel an Arteriosklerose, Krebs, Gallensteinen, Gebissverfall, Übergewicht, Diabetes … Hierbei sind eingeschlossen: in der nächsten Generation auftretende Zahnfehlstellungen, engstehende Beckenknochen (die zu erschwerten Geburten bei Frauen führen) oder zu enge Nasenbögen (die reduzierte

Nasenatmung zur Folge haben) sowie Verhaltensauffälligkeiten, Entwicklungsverzögerungen, übermäßige Aggressivität oder auch Apathie. Tiere brauchten bei einem Versuch von Dr. Francis Marion Pottenger drei Generationen lang ihr natürliches rohes Futter, um diese Schäden wieder rückgängig zu machen.[7]

## Wie leben Wildtiere?

Zum Vergleich: Wie geht es denjenigen Wildtieren, deren Lebensraum (etwa Urwald) noch nicht durch menschliche Eingriffe zerstört wurde? Aus der Sicht dieser bisher verschont gebliebenen Wildtiere oder der natürlich gehaltenen Haustiere mögen unsere Diskussionen um Krankheiten oder Ernährungsregeln absurd anmuten. Bitte nehmen Sie die nachfolgende Schilderung mit Humor – so ist sie gemeint:

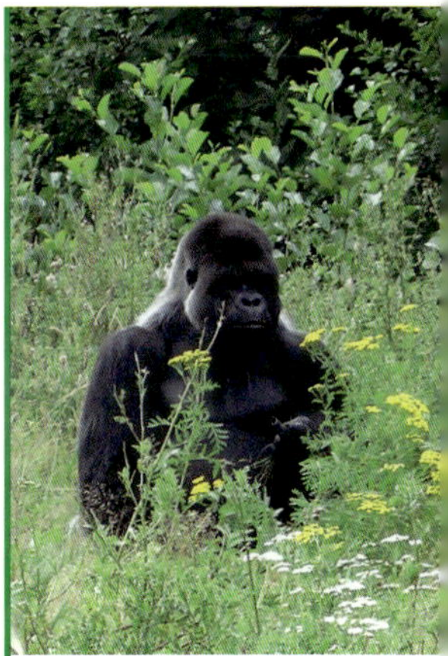

Unsere nächsten Verwandten, die Menschenaffen, die Gorillas, aber auch Hasen, Pferde, Hirsche oder die Kuhherde auf der Weide scheren sich nicht um die epidemisch zunehmenden Krankheitsplagen und die ausgefeilten Ernährungsregeln der Menschen. Sie kennen weder ihre Blutgruppe noch ihren Stoffwechseltyp. Sie wissen nicht, wie viel an Kalorien, Eiweiß, Fett und Kohlenhydraten ihre tägliche Nahrung enthalten soll. Sie trinken nicht täglich literweise Milch einer fremden Tierart, auch nicht pasteurisiert – ultrahoch erhitzt und homogenisiert – zur Stärkung der Knochen. Sie nehmen keine Jodtabletten, kein Basenpulver oder Himalajasalz. Sie gedeihen alle mit dem gleichen Futter, nämlich Gras, Wildpflanzen oder Beute. Und sie bleiben bis zu ihrem genetisch vorprogrammierten Tod gesund und leistungsfähig.

Wenn die Tiere Hunger verspüren, essen sie die angeblich so schwer verdauliche Rohkost sogar am Abend oder in der Nacht – ohne Verdauungsbeschwerden, Verstopfung, Durchfall, Frieren oder Untergewicht. Sie kennen keinen Unterzucker. Sie essen weder nach den 5 Elementen der traditionellen chinesischen Medizin noch nach der Ayurveda-Konstitutionslehre oder nach den Empfehlungen von F. X. Mayr. Die einzigen Krankheiten, die Wildtiere kennen, sind von Hitze oder Kälte, von Hunger, Verletzungen oder Infektionen verursacht – am meisten aber schadet ihnen der Mensch.

Als Argument gegen diesen Vergleich wird vorgebracht, dass beim Menschen die Verdauung anders sei als bei Tieren. Betrachten wir die uns genetisch ähnlichsten Tiere, die Menschenaffen (zu circa 99 % gleicher Genaufbau![8]), so gibt es im Verdauungsablauf, ja selbst in der Beschaffenheit der Verdauungssäfte, in Leberleistung und relativer Darmlänge keine nennenswerten Unterschiede.

## *Was Wildtiere anders machen als die Menschen*

- Wildtiere essen alles roh. Das tut der Mensch seit einigen Hundert Generationen nicht mehr.
- Wildtiere fressen nur das, was sie selbst finden, erlegen und „zubereiten“ können.
- Wildtiere fressen überwiegend „wilde“ Nahrung. „Fleischfresser“ fressen wilde Tiere, „Pflanzenfresser“ fressen Wildpflanzen. Der Mensch isst stattdessen relativ neue, hochgezüchtete oder genetisch manipulierte Pflanzenarten.
- Wildtiere fressen ihre Nahrung ganz und unverarbeitet. Der Mensch spaltet die Nahrung künstlich auf und isst oder trinkt nur Teile oder Extrakte davon (Fabrikzucker, Auszugsmehle, Säfte, Fabriknahrung).
- Wildtiere bewegen sich. Auch das tut der Mensch immer weniger.

# Irrungen und Wirrungen in der Ernährungslehre

Ein Blick in die Geschichte der Ernährungslehre vermittelt ein besseres Verständnis dafür, warum sich naturfremde Vorstellungen über die richtige Ernährung bis heute so hartnäckig halten können. Meinen kleinen Rückblick möchte ich hier unter der Überschrift „Irrungen und Wirrungen" zusammenfassen.[9]

Jedem Bauern war in früheren Zeiten bewusst, dass Wachstum und Gesundheit seines Viehs hauptsächlich von der Qualität des Futters (also der Nahrung) abhängig waren. Aber diese Erfahrung wurde nicht auf den Menschen übertragen, weil der Mensch als ein „höheres" Wesen und als weniger abhängig von der Natur angesehen wurde. Die Vorstellung, dass ein so „untergeordneter" Vorgang wie die Nahrungsaufnahme Einfluss auf die Entwicklung seines körperlichen und geistigen Wesens haben könnte, wurde im Allgemeinen abgelehnt.

## Der Kaloriengehalt als Maßstab?

Vor über 100 Jahren kamen der Ernährungswissenschaftler Dr. Carl von Voit und seine Schüler Max von Pettenkofer und Wilbur Atwater zu dem Schluss, dass der Mensch eine Verbrennungsmaschine sei; und diese Verbrennungsmaschine könne nur dann funktionieren, wenn über die Nahrung Energie zur Wärmeerzeugung aufgenommen werde. Die Wertigkeit der Lebensmittel wurden infolgedessen anhand ihres Gehalts an Kalorien gemessen. Die Wärmemenge, die vom Menschen aus den Nährstoffen Kohlenhydrate, Fett und Eiweiß erzeugt werden konnte, wurde mit einer von König Ludwig II. von Bayern finanzierten Messkammer ermittelt.

Eine *Kalorie* ist diejenige Wärmemenge, die einen Liter Wasser von 14,5 auf 15,5 °C erwärmt.

Der Amerikaner W. Atwater kehrte bald darauf, fasziniert von diesen Messungen seines Lehrers von Voit, in die USA zurück. Nach seiner Auffassung kam es *nur* auf den Energiegehalt der Nahrung an. Unterstützt vom amerikanischen Landwirtschaftsministerium legte er 1895 einen „Führer" für Lebensmittel vor, in dem angegeben wurde, wie viele Kalorien für 25 Cent gekauft werden konnten: 645 Kalorien in Form von Eiern, 2020 Kalorien von Milch, 2850 Kalorien in Form von Käse, 9095 Kalorien in Form von Zucker, 10285 Kalorien in Form von Weizenmehl, 13720 Kalorien in Form von Maismehl.

Auf dem Hintergrund dieses Denkmodells musste es natürlich unsinnig erscheinen, kalorienarme Früchte oder Gemüse zu essen, wenn man für viel weniger Geld das Zigfache an Kalorien (in Form von Zucker oder Maismehl) erhalten konnte. Eine Heizungsanlage (als die der Mensch zur damaligen Zeit angesehen wurde) wird ja auch nicht mit teurem Mahagoniholz betrieben, sondern mit billigeren und kalorienreicheren Heizstoffen.

Erst später erkannte man, dass neben den Brennstoffen auch Substanzen *ohne* Kalorien für das Leben unentbehrlich sind, wie etwa die von dem Basler Physiologieprofessor Gustav von Bunge, seinem berühmten Schüler Emil Abderhalden und schließlich 1912 von Casimir Funk postulierten *Vitamine*.

Einige Jahre später entdeckte man, dass auch kleinste Spuren von Elementen wie Kupfer, Mangan, Molybdän, Chrom, Zink, Eisen, Selen oder Strontium mit der Nahrung aufgenommen werden müssen, damit der Mensch und seine nachfolgenden Generationen gesund leben können.

Bis in die heutige Zeit hinein wurden noch viele weitere lebenswichtige Stoffe in der Nahrung entdeckt, die von dem Rostocker Professor Dr. Werner Kollath (Ernährungswissenschaftler und Pionier der Vollwerternährung, 1892–1970) als *Vitalstoffe* bezeichnet wurden. Hierzu zählen auch aktive Enzyme und die bis vor einigen Jahren als nutzlos angesehenen Ballaststoffe, also die Faserstoffe, die nur in naturbelassenen Pflanzen (und nicht in tierischen Produkten) vorkommen.

Darüber hinaus fanden sich in unverarbeiteten Lebensmitteln weitere lebenswichtige Substanzen wie native Eiweiße, lebenswichtige Fettsäuren und Tausende von zum Teil noch unbekannten Pflanzenhilfsstoffen.

Im Jahr 2011 konnte sogar belegt werden, dass über pflanzliche Nahrung auch aktive Erbinformationen (sogenannte microRNA) in den Körper gelangen. Diese können bis zu 30 % unserer Erbinformationen (DNA) gesundheitsfördernd steuern. Beispielsweise induzieren sie in der Leber eine Art „Genschalter", der das schädliche LDL-Cholesterin im Körper reduziert.[10] Die über die Nahrung aufgenommene genetische Information scheint im günstigen Fall wie eine „Frischzellenkur" interpretiert zu werden. Beispielsweise setzen manche Heilkundige Knospen von Pflanzen ein.

*

Die Überbewertung der kalorienreichen Nahrungsmittel, die durch den Raffinade- oder Schälprozess die meisten ihrer Vitalstoffe verlieren, hat bis heute Milliarden Menschen das Leben gekostet oder krank gemacht. Sie starben (und sterben) beispielsweise an Vitaminmangelkrankheiten wie Skorbut (Vitamin C), Beri-Beri (Vitamin $B_1$), Pellagra (Vitamin $B_3$ oder Tryptophan), perniziöse Anämie (Vitamin $B_{12}$). Oder sie wurden (und werden) nicht durch absolute Mängel, sondern durch eine chronische Minderversorgung mit Vitalstoffen über Jahre und Jahrzehnte unmerklich geschädigt und entwickelten dadurch die klassischen Volkskrankheiten, die wir heute kennen und fürchten.

# Krank durch Fett?

Jahrzehntelang wurde die Auffassung vertreten, dass der unkontrollierte Verzehr von gesättigten Fetten und Cholesterin zu Verengungen der Blutgefäße (Arteriosklerose) mit den Folgeerkrankungen Herzinfarkt und Schlaganfall führe. Weil bei Untersuchungen von Verstorbenen in den verengten Blutgefäßen Cholesterinablagerungen gefunden wurden, meinte man, durch den Verzicht auf Cholesterin wenigstens die Herz-Kreislauf-Erkrankungen Herzinfarkt und Schlaganfall zu verhüten. Und da Cholesterin nur in tierischen Produkten vorkommt, wird bis heute vor dem Verzehr tierischer Fette, die besonders in Butter, Eiern, Schmalz und Innereien vorkommen, gewarnt. Da die Höhe des Cholesterinspiegels im Blut unter anderem durch gesättigte Fette gesteigert wird, wurde auch vom Verzehr gesättigter Fettsäuren abgeraten – die ebenfalls in tierischen Fetten vorkommen (aber auch in Kokosfett und Palmfett). Dazu kam die Beobachtung, dass die Aufnahme von Pflanzenölen mit einem hohen Anteil an mehrfach ungesättigten Fettsäuren (Distelöl, Sonnenblumenöl, Sojaöl, Rapsöl) den Cholesterinspiegel teilweise senkte.

Die Warnungen hatten Erfolg: Der Verbrauch von Pflanzenölen und Margarine stieg beträchtlich an. Der Fettverzehr betrug vor 150 Jahren in deutschen Großstädten täglich etwa 50–70 g. Heute sind es 120–130 g. Früher war allerdings der Anteil an tierischen Fetten (wie Butter, Schmalz, Speck und Talg) höher als heute. Die gut gemeinten Aufklärungskampagnen, die auch von Ärztegesellschaften getragen wurden, konnten allerdings die rapide Zunahme von Herzinfarkten und Schlaganfällen nicht aufhalten. Mittlerweile liegen Forschungsergebnisse vor, die belegen, dass gehärtete Pflanzenfette wie Margarine und herkömmliche Pflanzenöle nicht nur schädlich auf das Herz-Kreislauf-System wirken, sondern auch das Krebsrisiko erhöhen.[11]

Verwirrung kam auf, als bei Naturvölkern, die über ihre traditionelle Nahrung sehr viel Cholesterin aufnahmen (Somali-Hirten, Schweizer Bergbauern, finnische Waldarbeiter, Massai-Nomaden), keinerlei Anzeichen von Arteriosklerose oder Cholesteringallensteinen gefunden werden konnten. Auch Tierversuche ergaben ein eher verwirrendes Bild: Der österreichische Arzt Dr. Wolfgang Lutz („Lutz-Diät“, „Ein Leben ohne Brot“) wies in Hühnerversuchen nach, dass Tiere, die ohne Kohlenhydrate ernährt wurden, auch im hohen Alter keine Arteriosklerose entwickelten.[12] Bei den Hühnern, die viele Kohlenhydrate fressen durften, war der Cholesteringehalt in Blut und Arterien deutlich höher. Der dänische Physiologe und Nobelpreisträger Professor Dr. H. Dam konnte bei Goldhamstern schnell und zuverlässig Cholesteringallensteine erzeugen, wenn die Tiere kein Fett, dafür aber isolierte Kohlenhydrate in Form von Fabrikzucker und Auszugsmehl als Futter bekamen.[13] Der krankhaften Bildung von Cholesteringallensteinen liegen die gleichen Mechanismen wie bei der Entstehung der Arteriosklerose zugrunde. Professor John Yudkin, der ehemalige Leiter des ernährungswissenschaftlichen Instituts der Universität London, konnte schließlich an einer großen Zahl von Männern im mittleren Alter zeigen, dass nicht der Fettverzehr, sondern der übermäßige Verzehr von Fabrikzucker für die Zunahme von Herzinfarkten verantwortlich war.[14]

Schließlich wurde bekannt, dass der überwiegende Teil des im Körper befindlichen Cholesterins nicht über die Nahrung aufgenommen, sondern in der Leber produziert wird. Besonders hoch ist die eigene Cholesterinproduktion dann, wenn ein absoluter oder chronischer Mangel an B-Vitaminen herrscht. Isolierte Kohlenhydrate wie Fabrikzucker (Saccharose, Fruchtzucker, Milchzucker, Traubenzucker, Malzzucker etc.) und Auszugsmehlprodukte (aus Weiß- oder Graumehl hergestellte Back- oder Teigwaren) enthalten praktisch keine B-Vitamine – im Gegenteil, sie verursachen sogar einen Mehrverbrauch von B-Vitaminen aus den Körperspeichern. Denn der Abbau der Nahrungskohlenhydrate zu Fett oder Energie verbraucht genau diese Vitamine (die in der nicht mehr vorhandenen Schale noch enthalten waren!).

Der vermehrte Verbrauch von Pflanzenölen war auch in anderer Hinsicht schädlich: Die handelsüblichen Pflanzenöle enthalten hauptsächlich Omega-6-Fettsäuren. Optimalerweise sollte ein Mensch etwa gleich viel an Omega-6-Fettsäuren und Omega-3-Fettsäuren aufnehmen (Verhältnis 1:1). Mit den überwiegend konsumierten Pflanzenölen (Distelöl, Sonnenblumenöl, Sojaöl, Rapsöl) wird im Körper aber ein deutliches Übergewicht an Omega-6-Fettsäuren geschaffen. Das macht krank, denn ein Zuviel an Omega-6-Fettsäuren fördert Blutgerinnung, Herzinfarkt, Arteriosklerose, Schlaganfall, Krebs und Entzündungsvorgänge im Körper. Um dies auszugleichen, müssten Fette mit einem sehr hohen Anteil an Omega-3-Fettsäuren aufgenommen werden. In relevanten Mengen sind sie nur in Leinöl, Leindotteröl, Perillaöl, Chiasamenöl, Algenöl oder Fischöl enthalten. Bedingt durch Erhitzung, Licht- und Sauerstoffeinfluss, lange Lagerung und industrielle Herstellung werden sie übrigens besonders schnell zu schädlichen trans-Fettsäuren umgewandelt. Nur wenige wissen, dass diese Öle kaltgepresst sein müssen, kalt verwendet werden sollten, im Kühlschrank oder Gefrierfach gelagert und bald verbraucht werden müssen.[15]

# Der Streit ums Eiweiß

## Wichtige Studien und historische Erfahrungen

Um keinen anderen Bestandteil der Ernährung gab es so viele fachliche Auseinandersetzungen wie um die Frage nach dem Mindestbedarf und der Art des Eiweißes.[16] Es war Dr. Carl von Voit, der vor 100 Jahren aufgrund eines Versuchs, den er zusammen mit einem Laboratoriumsmitarbeiter durchführte, zu dem Schluss kam, dass ein erwachsener Mensch pro Tag mindestens 118 g Eiweiß benötige – und zwar überwiegend tierisches Eiweiß. Sein amerikanischer Schüler W. Atwater hielt die US-Amerikaner für leistungsfähiger und intelligenter als die Europäer und erachtete daher für Amerikaner einen höheren Eiweißbedarf als notwendig, nämlich von 145 g pro Tag. Seither wird um das Eiweißminimum, bei dem der Mensch gerade nicht krank wird, und das Eiweißoptimum, bei dem der Mensch die bestmögliche Entwicklung erfährt, gestritten.

Einer der größten Gegner von Atwater war Russel H. Chittenden (1856–1943), ein renommierter Ernährungswissenschaftler von der *Yale University*. Eigene Leiden brachten ihn dazu, für die tägliche Ernährung deutlich weniger Eiweiß zu empfehlen, als es die zuständigen Behörden als Minimum festlegten. Er litt 44 Jahre lang an Arthrose der Kniegelenke, an hartnäckigen Kopfschmerzen und häufigen Gallenkoliken. Die Ärzte behandelten das von ihnen diagnostizierte „Rheuma" ohne Erfolg. Chittenden versuchte es dann selbst mit einer Ernährungsumstellung. Anstelle der damals offiziell empfohlenen täglichen 145 g Eiweiß für einen Arbeiter und 125 g für den nicht körperlich arbeitenden Mann aß Chittenden nur noch 40 g täglich.

Die Ergebnisse übertrafen sogar noch seine eigenen Erwartungen: Die Steifheit der Kniegelenke, die Kopfschmerzen und die Gallenkoliken verschwanden völlig. Zu seiner Überraschung fühlte er sich nicht nur *geistig* frischer, sondern auch *körperlich*. Im Urlaub ruderte er jeden Morgen bis zu 20 km mit einem schweren Fischerboot, was er vorher (mit reichlicher Kost) nicht geschafft hatte. Seine Erfahrungen überzeugten ihn so sehr, dass er mehrere Ernährungsversuche mit Sportlern, Studenten und Soldaten durchführte. Bei Verzehr von 50 g Eiweiß pro Tag beispielsweise konnte er eine merkliche Zunahme der körperlichen Kraft bei Soldaten beobachten.

Ein weiterer Schüler Voits, Carl Röse, griff in Deutschland in den Streit ums Eiweiß ein. Er war zunächst Arzt und Privatdozent an der Universität Freiburg und wurde später Zahnarzt. Röse suchte die Ursache des Zahnverfalls zu ergründen und untersuchte 220 000 Personen in Bezug auf Karieshäufigkeit im Zusammenhang mit dem Mineralstoffgehalt des Trinkwassers. Er bekannte sich zunächst zu der eiweißreichen Ernährung, wie sein Lehrer Voit sie lehrte. Er litt aber an heftigen Rückenschmerzen und trug immer Morphium bei sich, um seinem Leben ein Ende machen zu können, falls die Schmerzen unerträglich würden. Nach einer Begegnung mit dem dänischen Arzt und Ernährungsforscher Mikkel Hindhede, der eine vegetarische, eiweißarme Ernährung proklamierte, wechselte Röse zu einer Ernährung, die nur etwa 20–30 g Eiweiß am Tag enthielt. Mit dieser Ernährung verschwanden die Schmerzen und Röse fühlte sich auch im Alter von 70 Jahren noch leistungsfähig und bestieg beispielsweise Matterhorn, Mönch, Jungfrau und andere Gipfel der Schweizer Berge.

*

Wer war dieser M. Hindhede, der den streitbaren Röse zum Umdenken veranlasste? Hindhede war ein Bauernsohn aus Jütland, schaffte es aber, sein Medizinstudium mit einem so guten Staatsexamen zu absolvieren, wie es in Dänemark 47 Jahre lang nicht mehr vorgekommen war. Während seines Medizinstudiums in Kopenhagen ernährte sich Hindhede mit viel tierischem Eiweiß – ganz so, wie er es in den Vorlesungen an der Universität vermittelt bekam. Bald traten gesundheitliche Beschwerden auf und er entschloss sich, wieder zurück aufs Land zu ziehen und die einfache Bauernkost zu essen: Gemüse, Obst, Kartoffeln, Roggenvollkornbrot und etwas Rohmilch. Damit fühlte er sich bald wieder gesund. Aufgrund dieser Erfahrung „experimentierte“ er 10 Jahre lang im Rahmen seiner Familie mit vier Kindern und auch unter Freunden mit dieser Kost – erfolgreich: Sie enthielt für einen Erwachsenen nur etwa 30 g Eiweiß pro Tag.

Nach diesen Studien ging Hindhede 1907 zum „Angriff“ gegen die herrschende Eiweißlehre über. Im Ersten Weltkrieg bestand er mit seiner Auffassung eine dramatische Bewährungsprobe. Die britische Seeblockade (1917–1918) schnitt Dänemark vollständig von der Einfuhr von amerikanischem Mais, Ölkuchen und von russischem Roggen ab. Diese wurden in Dänemark dringend für die Schweinemast benötigt, da die eigene Futterproduktion dafür nicht ausreichte. Wegen zusätzlicher Ernteausfälle durch Trockenheit fehlten in Dänemark 1917 plötzlich viele Millionen Kilogramm Getreide und Futtermittel. Um eine Hungerkatastrophe zu verhindern, beauftragte die dänische Regierung Hindhede mit der Ausarbeitung eines Notstandsplans zur Rettung der dänischen Bevölkerung. Dieser war überaus erfolgreich. Hindhede bemerkte dazu später:

„... In Deutschland ließ man die Schweine leben und die Menschen verhungern; in Dänemark gingen wir den umgekehrten Weg. So wurde der Schweinebestand auf ein Fünftel vermindert und Gerste und Kartoffeln für die menschliche Ernährung beschlagnahmt. Außerdem wurde sämtliche bei der Weizenvermahlung gewonnene Kleie in unser grobes Roggenbrot hinein verbacken.“ [17]

Insgesamt wurde dadurch in Dänemark der Fett- und Fleischverbrauch um die Hälfte verringert. Welche Auswirkungen hatte das? Im ersten Rationierungsjahr nahm die Gesamtsterblichkeit um 17 % ab.

Auch die Krankheitshäufigkeit wurde drastisch gesenkt. Selbst die Spanische Grippe, die 1918 in Europa mehr Todesopfer forderte als der Erste Weltkrieg, verschonte Dänemark. Dieses vom Krieg erzwungene „Experiment" mit 3 Millionen Menschen beeindruckte die traditionelle Ernährungswissenschaft jedoch nicht.

*

Im Jahre 1927 führte der Medizinprofessor Otfried Müller an der Tübinger Universitätsklinik folgendes Experiment durch: Studenten lebten einige Zeit nur von täglich 1,5 kg Fleisch und 30 g Weißbrot. Bald stellten sich krankhafte Veränderungen der kleinsten Blutgefäße ein, der Kapillaren. Sie schlängelten, wurden dicker und plumper und behinderten den Blutstrom. Dazu muss man wissen, das die Länge der feinsten Blutgefäße eines Menschen *insgesamt* fast der Entfernung zwischen Erde und Mond entspricht. Von ihnen hängt es ab, wie gut unsere Körperzellen mit „Baustoffen" versorgt und wie viele Abfallstoffe entsorgt werden können. (Übrigens, die krankhaften Veränderungen an den Blutgefäßen normalisierten sich mit einer rein vegetarischen Ernährung nach 14 Tagen wieder.)[18]

Der Frankfurter Mediziner Dr. Lothar Wendt konnte nachweisen, dass es bei überreichlicher Zufuhr von tierischem Eiweiß zu Ablagerungen des überschüssigen Eiweißes an den Innenwänden der Blutgefäße kommen kann. Nach Verabreichung einer Kost, die arm an tierischem Eiweiß oder frei davon war, konnte Wendt bei einer Vielzahl von Krankheiten Heilwirkungen beobachten.[19]

## Der Unterschied zwischen rohem und erhitztem Eiweiß

Forschungen des Ernährungswissenschaftlers Werner Kollath (siehe oben) legen nahe, dass die *Menge* des aufgenommenen Eiweißes nicht so wichtig ist wie seine *Qualität*. Bei Fütterungsversuchen mit Tieren verwendete er das handelsübliche Milcheiweiß Kasein, das bei 74 °C hergestellt wurde. Während des Zweiten Weltkriegs war es nicht mehr verfügbar und Kollath sah sich gezwungen, das Kasein im Labor selbst herzustellen. Er verwendete dabei ein Extrahierungsverfahren mit Äther – bei 34 °C. Zum Erstaunen des Forschers blieben damit die Versuchstiere deutlich länger gesund und auch vitaler als vorher.

In weiteren Experimenten stellte sich heraus, dass die Temperaturgrenze, bei der das Eiweiß seine Gesundheitskraft verlor und denaturierte, bei etwa 43–45 °C lag. Dies ist in etwa die Temperatur, bei der der Mensch stirbt, da sein Blut gerinnt. Chemisch-analytisch betrachtet besteht zwischen den von Kollath verwendeten Kaseinsorten kein Unterschied: Beide bestehen aus exakt den gleichen Atomen und Molekülen. Offensichtlich wird durch die Erhitzung über 43–45 °C die Struktur des Eiweißes verändert – es denaturiert. Da dem *nativen,* natürlichen, weniger erhitzten Eiweiß ein höherer gesundheitlicher Wert zukommt, ist es nach Kollath wichtig, mit der täglichen Nahrung möglichst rohes, das heißt natives Eiweiß aufzunehmen.[20]

## Aktuelle Positionen zum Eiweißproblem

Bei vielen derzeit populären kohlenhydratarmen Kostformen – wie „LOGI-Diät", „Low-Carb-Diät", „No-Grain-Diät", „Neue Diät", „Die neue Antikrebsernährung" (etwa nach Atkins, Dr. Mercola, Dr. Worm, Dr. Struntz, Dr. Coy) – wird als Ersatz für Kohlenhydrate mehr Eiweiß aus tierischen Produkten aufgenommen. Tatsächlich können dadurch ein Gewichtsabbau oder eine anfängliche Verbesserung der Gesundheit erreicht werden. Doch bekannte Wissenschaftler stellen mit *ihren* Forschungsergebnissen diese tierproduktreichen Kostformen infrage, allen voran Dr. Colin Campbell. Der Amerikaner Campbell, ehemals begeisterter Anhänger der traditionellen, fleisch- und milchreichen Kost der USA, war jahrelang Leiter des ernährungswissenschaftlichen Instituts der *Cornell University.* Dort führte er die weltweit bisher größte wissenschaftlichen Studie durch, die den Einfluss der Ernährung auf den Gesundheitszustand von Menschen untersuchte.[21] Die Ergebnisse dieser „China-Studie" ergaben für alle Volkskrankheiten, auch Krebs oder Herzinfarkt, einen erschreckenden Zusammenhang:

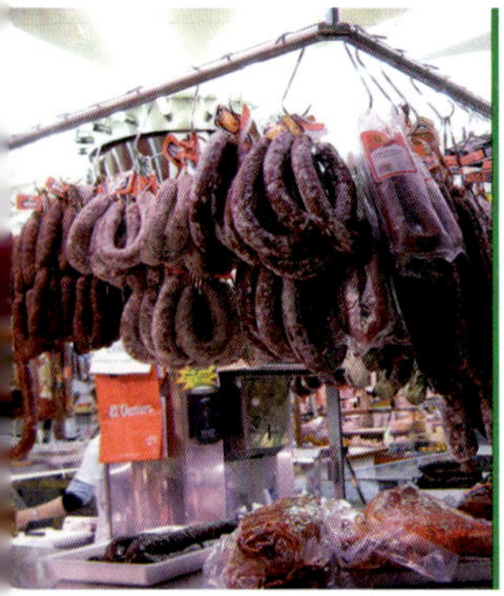

Je mehr tierisches Eiweiß (Fleisch, Wurst, Milch und Milchprodukte, Eier) verzehrt wurde, desto häufiger und desto früher traten Krankheiten auf, aber auch negative Blutbildveränderungen (wie Erhöhung der Blutfettwerte).

## Krebsgifte – noch giftiger durch tierisches Eiweiß

Campbell hatte zuvor in jahrelangen Tierversuchen nachgewiesen, dass eine Nahrung, die reich an Kasein war (das mit 87 % Anteil vorherrschende Eiweiß in Kuhmilch), bei den Tieren Krankheiten hervorrief und sie frühzeitig altern und sterben ließ. Bemerkenswert waren vor allem seine Versuche, bei denen er den Tieren krebserregende Stoffe wie Aflatoxin (eines der stärksten Krebs auslösenden Gifte) zuführte. Nur diejenigen Tiere, deren Futter viel Kasein enthielt (20 %), entwickelten Krebs. Dagegen wurde bei den Tieren, die nur 5 % Kasein verzehrten, kein Krebs ausgelöst. Ein hoher Anteil an *pflanzlichem* Eiweiß löste ebenfalls *keinen* Krebs aus. Weitere Untersuchungen ergaben, dass die *Ernährungsweise* einen größeren Einfluss auf das Wachstum von Krebs hatte als die verabreichte Menge an Krebs auslösenden Substanzen.

In weiteren Versuchen, auch von anderen Arbeitsgruppen, zeigte sich wiederholt das gleiche Muster: Nährstoffe tierischen Ursprungs steigerten das Krebswachstum, während Nährstoffe aus pflanzlichen Lebensmitteln es hemmten. Diese Ergebnisse widersprechen den bei uns seit Jahrzehnten propagierten Slogans wie „Fleisch ist ein Stück Lebenskraft“, „Milch macht müde Männer munter“ oder „Milch kräftigt die Knochen“. Laut vorherrschender Lehrmeinung ist eine ausreichende Versorgung mit Eiweiß, Kalzium, Eisen, L-Carnitin und Vitamin $B_{12}$ ohne tierische Nahrungsmittel kaum möglich.

## Die beste Eiweißnahrung für den Menschen

Das für Säuglinge ideal zusammengesetzte Nahrungsmittel ist die Muttermilch. Die rohe Milch der eigenen Mutter ist in den ersten Lebensmonaten im Idealfall das *ausschließliche* Lebensmittel. Mit dieser Nahrung bleibt das Baby nicht nur gesund, sondern es verdoppelt seine Körpermasse innerhalb von 148 Tagen und verdreifacht sie innerhalb eines Jahres. Dabei werden alle eiweißhaltigen Körperstrukturen wie Muskeln, Knochen, Immunsystem und Organe aufgebaut. In dieser Zeitspanne des menschlichen Lebens besteht offensichtlich der größte Eiweißbedarf. Man könnte daher annehmen, dass die Muttermilch einen besonders hohen Anteil an Eiweiß enthalten müsse. Es überrascht, dass sie im Mittel nur 1,2–2 % Eiweiß enthält, also etwa die Hälfte des Eiweißes der Kuhmilch.

Dazu ein paar Vergleichszahlen aus der Tierwelt: Fleisch fressende Raubtiere haben im Verhältnis zur Körperlänge einen viel kürzeren Darm als Pflanzenfresser oder Menschen. Sie fressen hauptsächlich ganze Tiere mit Innereien, Muskeln und Knochen, also viel Eiweiß – das angesichts der kurzen Darmlänge weniger in Fäulnis übergehen kann als beim Menschen, da es den Körper des Raubtiers schneller verlässt. Im Säuglingsalter benötigen die Raubtiere auch mehr Eiweiß: Löwenmilch enthält 12 % Eiweiß, Katzenmilch 7 % und Hundemilch 10 %.

Die Milch von Tieren, deren Junge ihr Gewicht in kurzer Zeit verdoppeln, enthält entsprechend mehr Eiweiß als beim Menschen. So enthält die Kuhmilch 3,3 % Eiweiß, also etwa doppelt so viel wie die Muttermilch der Menschen (siehe oben). Ein Kalb wächst aber mehr als dreimal so schnell wie ein menschliches Baby. Bei Kaninchen ist dieser Zusammenhang noch deutlicher: Die Gewichtsverdoppelungszeit beträgt 6 Tage – dafür enthält die Kaninchenmilch etwa 10 % Eiweiß (und ist damit der Hundemilch ähnlich).[22]

## Milch – kein Nahrungsmittel für Erwachsene

In der Natur ist Milch nur als *Säuglingsnahrung* vorgesehen. Zudem trinken Wildtiersäuglinge ausschließlich die spezifische Milch der eigenen Mutter. Wenn Tiere oder Menschen als Säuglinge eine artfremde Milch erhalten, können Unverträglichkeiten auftreten. Sogar die arteigene Milch, aber von einer anderen Mutter, kann problematisch sein.

Säugetiere trinken nach dem „Säuglingsalter" keine Milch mehr. Absurd erscheint die Vorstellung, ein erwachsener Hirsch oder ein Löwe müssten beispielsweise ohne die Zufuhr der Milch von Füchsen oder Elefanten wegen Kalkmangel an Osteoporose oder wegen Vitamin-$B_{12}$-Mangel an Blutbildungsstörungen leiden. Im Gegenteil, falls erwachsene Tiere mit Milch der eigenen oder einer fremden Tierart gefüttert würden, käme es schnell zu Verdauungsbeschwerden und Unverträglichkeiten. Es könnte bei Kühen oder Pferden ernste oder sogar tödliche Erkrankungen verursachen. Ausgewachsene Säugetiere haben einerseits kein Enzym mehr, das den Milchzucker (Laktose) verdauen würde. Auch fehlt bei ausgewachsenen Rindern das Gerinnungsenzym Lab im Magen. Das Milcheiweiß verursacht Fäulnis und eine Belastung und Abwehrreaktion des Immunsystems.

Die allgemeine Fehlsteuerung des Immunsystems durch Milcheiweiß begünstigt Allergien und Autoimmunerkrankungen aller Art. Zu den häufigsten Autoimmunkrankheiten zählen Rheuma, entzündliche Darmerkrankungen und Multiple Sklerose. Nur wenigen scheint bekannt zu sein, dass etwa 70–80 % aller Allergien und Autoimmunerkrankungen durch den Verzicht auf tierisches Eiweiß, insbesondere Milcheiweiß, gebessert werden können.

## Wie viel Eiweiß braucht der Mensch?

Beim erwachsenen Mensch ist der Wachstumsprozess abgeschlossen. Er hat nur noch einen Erhaltungsstoffwechsel, benötigt also theoretisch deutlich weniger Eiweiß als in seiner Wachstumsphase. Da der Eiweißgehalt der Säuglingsnahrung (Muttermilch) circa

1,5 % beträgt, sollte ein Erwachsener mit weniger auskommen. Betrachten wir vor diesem Hintergrund einmal die üblichen Bestandteile der Ernährung der meisten Menschen: Kuhmilch enthält 3,5 %, Käse etwa 30 % und Fleisch über 20 % Eiweiß. Bei Eiern enthalten das Eigelb 16 % und das Eiweiß etwa 11 % Eiweiß. Pflanzliche Nahrungsmittel wie Salate, Beeren, Blätter und Wurzeln weisen einen Eiweißgehalt von 0,5 bis 4 % auf. Getreide enthält 7 bis 14 %, Nüsse und Samen enthalten etwa 20 % und die in Asien traditionell in großen Mengen verspeisten Meeres- und Süßwasseralgen enthalten bis zu 80 % hochwertiges Eiweiß. Aus diesen Vergleichszahlen kann man den folgenden Schluss ziehen:

Selbst wenn ein Teil des pflanzlichen Eiweißes nicht so gut verwertet werden kann wie das Eiweiß der Muttermilch oder der tierischen Produkte, so reicht eine rein pflanzliche Ernährung grundsätzlich aus, wenn es darum geht, den Eiweißbedarf eines Erwachsenen zu decken.

Manche Leser werden nun vielleicht einwenden, dass die Nahrung unserer Ur-Ur-Ur-Vorfahren, die ja hauptsächlich aus Pflanzen bestand, relativ viele Kohlenhydrate enthalten habe. Das stimmt: Grüne Pflanzen bestehen zu einem großen Teil aus Zellulose und anderen unverdaulichen Molekülen. Zellulose ist ein reines Kohlenhydrat, ähnlich aufgebaut wie Stärke. Sie besteht aus einer Kette von vielen Glukosemolekülen (Traubenzucker). Alle Pflanzenesser essen sehr viel Zellulose und andere unverdauliche Ballaststoffe. Es gibt die löslichen und die unlöslichen Ballaststoffe. Zu den unlöslichen Ballaststoffen zählen Zellulose, Hemizellulose und Lignin, die in Getreide, Vollkornprodukten, Wildpflanzen und Gemüse enthalten sind. Sie werden durch Darmbakterien nur teilweise abgebaut. Ballaststoffe wie Pektine, Mucilagen, Pflanzengummen und einige Hemizellulosen, die in Pflanzen und Obst vorkommen, sind dagegen wasserlöslich. Sie werden von der Darmflora zu fast 100 % abgebaut und zu Milch- und kurzkettigen Fettsäuren umgewandelt.

Das Problem bei den Ballaststoffen ist, dass sie von keinem (!) Säugetier, also auch nicht von Menschenaffen oder Menschen, verdaut werden können. Deshalb werden sie nicht als Kohlenhydrate verwertet. Daher erhöht sich nach Verzehr von Ballaststoffen der Blutzuckerspiegel nicht. Zellulose und andere unverdauliche Pflanzenfasern wurden daher *abwertend* als Ballaststoffe bezeichnet. Früher nahm man an, dass die Ballaststoffe unnötig seien und die Verdauung hemmten. Denn sie gelangen unverdaut in den unteren Dünndarm und den Dickdarm. Aber dort geschehen, wenn alles optimal abläuft, wahre Wunder: Die Ballaststoffe fördern das Wachstum höchst menschenfreundlicher Lebewesen im Darm, nämlich bestimmter Darmbakterien.

Mittlerweile wissen wir, dass der Mensch von diesen Darmbewohnern zehnmal mehr als eigene Körperzellen hat. Diese etwa 100 Billiarden Bakterien (das sind 100 000 000 Milliarden) meinen es meist gut mit uns. Sie können mit ihren Enzymen, insbesondere mit Zellulasen, die unverdauten Ballaststoffe aufspalten. Daraus bilden sie in einem ersten Schritt gesundheitsfördernde und Energie spendende rechtsdrehende Milchsäure (Laktat). Die Milchsäure kann aber nicht gut vom Darm ins Blut aufgenommen werden, sondern verbleibt im Darminhalt. Es kommt daher zu einer (erwünschten) Ansäuerung des Darminhalts. Dieser sollte „sauer" sein, denn Milchsäure und das saure Umfeld hemmen sehr wirksam das Wachstum krankmachender Fäulnisbakterien und Pilze. (Aus diesem Grund sind auch milchsauer vergorene Gemüse, Milchprodukte und Sauerkraut so lange haltbar.)

Es ist manchmal sinnvoll, zusätzlich Milchsäure über die Nahrung aufzunehmen, insbesondere bei Leber- oder Krebserkrankungen. Die Milchsäure im Darm fördert nämlich andererseits die Vermehrung der „Gesundmacher-Bakterien" (Lactobacillen und Bifidobacillen). Es gibt mittlerweile eine Vielzahl unterschiedlicher Präparate, die lebende Darmbakterien enthalten. Die Qualität der Darmflora hängt allerdings nicht so sehr von der Menge der Darmbakterien ab, die zusätzlich eingenommen werden, sondern von der Schaffung idealer Lebensbedingungen für die „guten" Bakterien. Ähnliches lässt sich im Ackerbau beobachten: Die besten Samen nützen wenig, wenn der

Boden unfruchtbar ist. Nur *gesunder* Boden bringt gesunden und reichlichen Ertrag. Analog dazu ist die Darmflora ein Spiegelbild der Kostform des jeweiligen Menschen.

## Warum zu viel Eiweiß krank macht

Durch die heute übliche ballaststoffarme und eiweißreiche Nahrung im Darm zivilisierter Menschen kann im Darm hochgiftiges Ammoniak ($NH_3$) entstehen. Denn unverdaut in den Darm gelangendes Eiweiß fault und fördert damit das Wachstum krankmachender Fäulnisbakterien. Falls Sie sich wundern und der Meinung sind, dass der Darminhalt doch schnell wieder draußen ist: Immerhin hat unser Darm eine Länge von etwa 8 m und (bedingt durch die vielen feinen Darmzotten) eine Oberfläche von mehr als 300 $m^2$. (Zum Vergleich halten Sie bitte einmal kurz inne und vergegenwärtigen Sie sich die Fläche Ihrer Wohnung …)

Das Faulen von Eiweiß erzeugt Leichengifte (Cadaverin, Putrescin, Skatol, Thioäther, Mercaptane) und Ammoniak. Der stechende Geruch einer frisch gegüllten Wiese stammt vom giftigen Ammoniakgas. Ammoniak ist stark basisch (alkalisch) und es ist einer der giftigsten Stoffe, die im Körper vorkommen. Bei konventioneller Ernährung entstehen im Darm pro Tag etwa 5 g Ammoniak. Bei fleisch- und eiweiß*reicher* Ernährung entsteht mehr. Eine gesunde Leber kann Ammoniak zwar weitgehend entgiften, sodass im Blut nur etwa 0,005 g Ammoniak vorhanden sind. Doch schon diese normale Ammoniakmenge reicht dazu aus, uns müde zu machen.

Falls die Leber krank ist, steigt der Ammoniakgehalt im Blut an, der Mensch wird müder und schläfrig. Beim vollständigen Ausfall der Leber, etwa bei Leberzirrhose, steigt der Ammoniakgehalt im Blut nur auf 0,006 bis 0,0024 g an und verursacht trotz dieses geringen Anstiegs Bewusstlosigkeit bis hin zum lebensbedrohlichen Leberausfallkoma. Zum Vergleich: Wenn Sie einen Blutalkoholspiegel von 1,1 Promille haben, sind Sie betrunken. 1,1 Promille entsprechen einer Alkoholmenge von 5,2 g im Blut. Die fast 900-fach *niedrigere* Menge an Ammoniak (0,006 g) ist dagegen schon lebensgefährlich. Als Faustregel gilt: Ammoniak ist etwa 1000 Mal giftiger als Alkohol.[23]

Wenn der Darm basisch ist (alkalisch) – und das wird er durch eiweißreiche Nahrung, Fäulnis und das extrem basische Ammoniak –, dann liegt das giftige Ammoniak als elektrisch ungeladenes $NH_3$ vor. In diesem Zustand kann es mühelos durch die Darmwand ins Blut schlüpfen. Das giftige Ammoniak belastet neben der Leber auch andere Körperorgane, insbesondere das Gehirn, es fördert zudem den gefährlichen nitrosativen Stress. Dieser ist noch giftiger als der bekannte oxidative Stress (*Reactive Oxygen Species: ROS*), der durch Sauerstoffradikale verursacht wird. Beide zerstören die Zellen und die Erbsubstanz und führen so zu verfrühtem Altern, verursachen Krebs und andere Zivilisationserkrankungen.

Das Ammoniakgas im Körper blockiert außerdem die Energieerzeugung in unseren Zellkraftwerken, den Mitochondrien. Dadurch werden die Zucker- und die Fettverbrennung beeinträchtigt. Die Zellen leiden dann an Energiemangel und der betroffene Mensch versucht diesen Energiemangel durch schnell wirkende Energiequellen (wie Süßigkeiten, Zucker oder Auszugsmehlprodukte) zu beheben. Manche bekommen sogar richtige Heißhungerattacken auf Süßes. Da aber der „Ofen" (= die Mitochondrien) nicht brennt (die Kohlenhydrate in den Mitochondrien also nicht effektiv verbrannt werden können), hilft auch das vermehrte Zuführen von „Brennmaterial" (= Nahrung) in den „Ofen" nicht, den Energiemangel zu beheben.

## *Machen kohlenhydratarme Diäten krank?*

Bei manchen Diätformen werden die Kohlenhydrate in der Ernährung massiv reduziert. Dies wird etwa bei Übergewicht und bei Krebserkrankungen empfohlen: Aggressive Krebszellen benötigen viel Glukose (Traubenzucker), um wachsen zu können. Krebszellen können Glukose viel besser aufnehmen als normale Zellen. Schon ein extrem niedriger Blutzuckerspiegel von 18 mg/dl reicht aus, um die Krebszellen halb mit Glukose zu füllen. Allerdings können Krebszellen die Glukose nicht nur aus Kohlenhydraten, sondern auch aus Eiweiß herstellen, den Eiweißbaustein Glutamin zu giftigem Ammoniak umwandeln und daraus Energie gewinnen.

Trotzdem ist bei Krebs und den meisten anderen Krankheiten – wie wir in diesem Buch noch sehen werden – eine Reduktion der Kohlenhydratzufuhr prinzipiell sinnvoll. Was bleibt dann zu essen übrig? Als Ersatz wird oft der Verzehr von viel tierischem Eiweiß (Milch, Joghurt, Käse, Quark, Fleisch, Wurst) und Fett empfohlen. Wie wir oben aber gesehen haben, kann der Verzehr von tierischen Produkten zu erhöhtem Blutcholesterin, zu Krebs, Herzinfarkt und anderen Volkskrankheiten führen. Die „China-Studie" zeigte interessanterweise, dass gleich hohe Mengen an *pflanzlichem* Eiweiß nicht zu diesen Krankheiten führen.

Reichlich tierisches Eiweiß in der Nahrung kann einen Teufelskreis verursachen: Sammelt sich im Darm zu viel tierisches Eiweiß an, so fault es und bildet dadurch giftige Leichengifte und Ammoniak. Die Leber kann das Ammoniak zwar unter Energieverbrauch zu Harnstoff und der Aminosäure Glutamin entgiften. Die Entgiftung von Ammoniak in der Leber verbraucht aber viel Bicarbonat, was zu einer Übersäuerung des Organismus führen kann. Ein Teil des Harnstoffs gelangt dann wieder in den Darm, wo er von den Darmbakterien wiederum in giftiges Ammoniak und Bicarbonat gespalten wird; das macht den Darm noch basischer und fördert das Wachstum der krankmachenden Fäulnisbakterien. Der Kreislauf beginnt von Neuem …

*

Wie sehr die Giftstoffbildung im Darm krank machen kann, wurde um 1900 erstmals erkannt. Der englische Chirurg Sir William Arbuthnot-Lane heilte mit dem Entfernen des Dickdarms mehrere Kranke. Er berichtet in seinem Buch *Die Verhütung der Zivilisationskrankheiten* von beeindruckenden Fällen:

„Was kann verblüffender sein als die Wirkung einer Dickdarmoperation bei einem Fall von heftiger Gelenkentzündung? Da war zum Beispiel eine Patientin, die monatelang voller Qual auf dem Rücken liegen mußte, weil jede Bewegung ihrer geschwollenen Gelenke ihr Schmerzen machte. Bereits 24 Stunden nach der Herausnahme des Dickdarms war die Kranke fähig, jedes Glied, das nicht schon vorher von einer Gelenkversteifung befallen war, mit großer Leichtigkeit und ohne Schmerzen zu bewegen ..." [24]

Manchen Ärzten erschien die operative Entfernung des Dickdarms denn doch als eine zu radikale Methode. Sie versuchten zu erforschen, wie die Darmbakterien „gezähmt" werden könnten. Dr. Leonhard Williams schrieb: „Es gibt eine Mikrobe, die den Dickdarm bewohnt und die als Bacillus coli communis bekannt ist. Sie ist im Grunde ungefährlich. Mit Fleisch und anderer gekochter Nahrung gefüttert, wird sie aber wild und verderblich ..."

*

Dass die Darmbakterien und die Milchsäure eine Zeit lang sehr hohes Ansehen genossen, das ist dem russischen Bakteriologen Professor Ilja Iljitsch Metschnikoff zu verdanken, der 1908 zusammen mit dem deutschen Arzt Paul Ehrlich den Nobelpreis erhielt. Sein Buch über die „Verlängerung des Lebens" wirkte wie eine Sensation. Metschnikoff hatte sich mit dem Problem des Alterns befasst. Er kam zu der Schlussfolgerung, dass beim Altern Vergiftung eine viel größere Rolle spiele als Abnutzung. Nach seiner Ansicht kam das alt machende Gift von schmarotzenden Fäulnisbakterien; die Eiweißreste im Dickdarm verfaulten. Er untersuchte die Völker, die den höchsten Anteil an Hundertjährigen hatte, auf deren Ernährung und stellte fest, dass sie Produkte verzehrten, die einen hohen Gehalt an Milchsäure und Milchsäure bildenden Bakterien enthielten. In Bulgarien fand der den lebensverlängernden Keim im dort roh verzehrten Joghurt. Er zog die Schlussfolgerung, dass der Genuss von Joghurt die schädlichen Fäulnisvorgänge im Darm verhindern könne.[25]

Andere Forscher fanden bei anderen Völkern mit einem hohen Anteil an Hundertjährigen, dass diese einen Teil ihrer Nahrung fermentiert essen, also durch Mikroorganismen vergoren. Hier ist der *Kwas* der Russen, der „Trank des Lebens" der Hunza im Himalaja-Gebiet oder das *Natto* der Japaner zu nennen. Auch bei uns war in früheren Zeiten der Verzehr von milchsauer vergorenem Gemüse und Sauerkraut verbreitet.

## *Wie Butter den Darm entgiftet, Energie liefert und schlank macht*

Im Gegensatz zu den Gift produzierenden Fäulnisbakterien, die durch tierisches Eiweiß im Wachstum gefördert werden, wandelt die erwünschte, „gute" Darmflora pflanzliche Ballaststoffe im Darm erst in Milchsäure und dann weiter in Fett um. Dabei werden vor allem kurzkettige Fettsäuren wie Buttersäure (Butyrat) produziert. Diese von den Darmbakterien gebildeten Fette machen aber nicht etwa dick, sondern im Gegenteil: Sie steigern sogar die Fettverbrennung. Die Buttersäure dient auch hervorragend als Energielieferant für Darmzellen und Körperzellen. Sie macht die Darmzellen regelrecht gesund und bekämpft Entzündungen und Infektionen.

Buttersäure hemmt sehr wirkungsvoll das Wachstum von krankmachenden Erregern und sogar von Krebszellen. Sie wird bei Krebskranken daher auch als Einlauf eingesetzt. Und die Buttersäure und andere von den „guten" Darmbakterien gebildete Fettsäuren machen den Darm zusammen mit der Milchsäure noch saurer. Das ist gut so, denn nur ein saurer Darminhalt (pH-Wert kleiner als 7) kann das hochgiftige Ammoniak ($NH_3$) zu $NH_4$ umwandeln. Dadurch ist das Ammoniak elektrisch geladen und kann nicht mehr vom Darm ins Blut aufgenommen werden. Es wird deswegen 400 Mal besser mit dem Stuhl ausgeschieden als das giftige $NH_3$. Dies ist eine Erklärung dafür, warum oral zugeführte Milchsäure die Körperzellen entsäuert. Die Milchsäure gelangt in den Darm und sorgt dafür, dass das Ammoniak mit dem Stuhl ausgeschieden wird. Dadurch wird die Leber entlastet und es muss weniger Ammoniak unter Verbrauch der körpereigenen Basenreserven (Bikarbonat) zu Harnstoff entgiftet werden.[26]

Halten wir hier zusammenfassend fest:

Wenn rohe Ballaststoffe aus Gemüse, Salaten, Wurzelgemüsen, Wildpflanzen, Blättern und Kräutern gegessen werden, füttert das die „guten" Darmbakterien. Sie stellen daraus gesundheitsfördernde Milchsäure und Fett her (kurzkettige

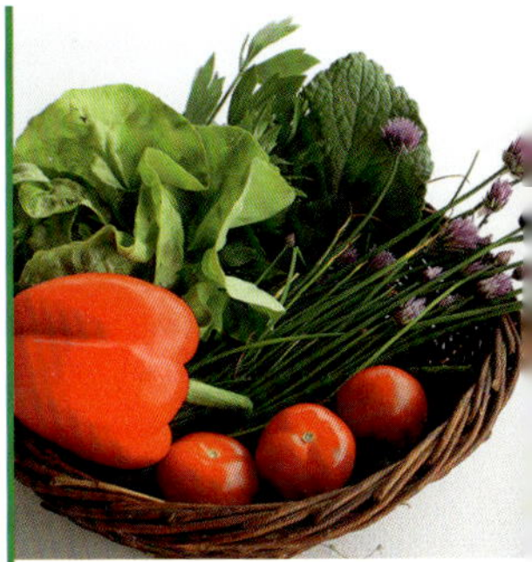

Fettsäuren). Die kurzkettigen Fettsäuren heizen unseren Stoffwechsel an und liefern Energie, und zwar langfristige Energie. Damit könnte man tagelang joggen …

Interessant ist in diesem Zusammenhang, dass Ballaststoffe aus Getreide, Samen, Körnern, Bohnen und Nüssen von den Darmbakterien nicht so gut verwertet werden können. Sie enthalten Hemmstoffe, die in der Natur als Gifte für potenzielle Schädlinge dienen (Insekten, Pilze, Bakterien). Diese „Fraßschutzstoffe" hemmen teilweise unsere Verdauungsenzyme und vermutlich auch einen Teil unserer Darmflora. Die Erfahrung zeigt nämlich, dass die verbreitete Gewohnheit, die übliche ballaststoffarme Nahrung durch Getreideballaststoffe wie Weizenkleie oder Haferkleie zu ergänzen, nicht die gleichen positiven Wirkungen erbringt wie der Verzehr von Blatt- oder Wurzelballaststoffen. Viele nehmen auch Trockenfrüchte wie Feigen, Pflaumen oder Rosinen zur Aufwertung ihrer Nahrung mit Ballaststoffen. Warum dies bei vielen Menschen eher eine nachteilige Wirkung hat, lesen Sie weiter unten.

*

Warum ist die heute übliche Ernährung so ballaststoffarm? Die Antwort lautet: Alle tierischen Produkte (Fleisch, Wurst, Innereien, Milch und Milchprodukte, Eier, Fisch) enthalten keinerlei Ballaststoffe. In Auszugsmehlprodukten (Brot, Teigwaren, Keksen, Kuchen) und den verschiedenen Zuckerarten fehlen sie ebenfalls. Auf diesen Produkten aber basiert gegenwärtig die Ernährung in „zivilisierten" Ländern.

Die tägliche Ballaststoffaufnahme eines gesunden Menschen spiegelt sich auch im Gewicht seines Stuhls wider. Das durchschnittliche (tägliche) Stuhlgewicht beträgt in unseren Breiten etwa 120 g – das von sich traditionell ernährenden Naturvölkern liegt deutlich darüber.[27]

## Das Geheimnis der Pflanzenfresser

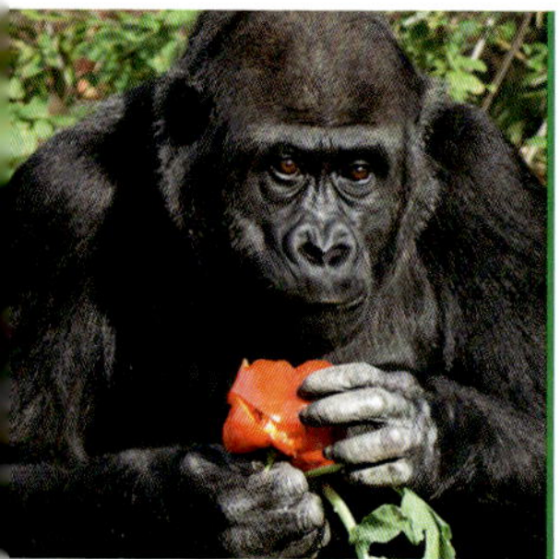

Die stärksten, größten und langlebigsten Tiere auf der Erde sind Pflanzenfresser. Ihre Körper bestehen zum überwiegenden Teil aus Muskelmasse, also aus reinem Eiweiß. Denken Sie an die imposanten Muskelberge von Wildpferden, Hirschen, Elchen, Elefanten, Berggorillas oder Kampfstieren. Natürlich haben auch Raubtiere bewundernswerte Muskeln. Allerdings können Raubtiere keine Ausdauerleistung vollbringen. Der hohe Eiweißkonsum bei Fleischfressern und das dadurch produzierte Ammoniak machen müde. Während reine Fleischfresser deshalb einen großen Teil ihrer Zeit mit Dösen und Schlafen verbringen und nur für kurze Zeit Hochleistung halten können, bringen Pflanzenfresser Hochleistungen über mehrere Stunden und Tage. Die Pflanzenfresser ernähren sich nur von Blättern, Stängeln, Wurzeln, Früchten oder Gräsern. Ihre Nahrung besteht daher zu einem großen Teil aus Ballaststoffen und aus deutlich weniger Eiweiß und Fett, wie sie in Fleisch enthalten sind. Pflanzennahrung (ausgenommen Obst und Wurzeln) enthält nur wenig verdauliche Kohlenhydrate. Woher kommen aber dann die schier grenzenlose Energie und unbändige Kraft dieser Tiere und ihr Muskeleiweiß?

Die Energie erhalten sie durch das von den Darmbakterien aus Ballaststoffen gebildete Fett. Dieses Fett ernährt die Darmzellen und wird auch ins Blut aufgenommen. Fett ist Energie. Und da die Tiere praktisch nur wenig Kohlenhydrate essen, können ihre Zellen das Fett auch sehr einfach verbrennen und daraus Bioenergie in Form von ATP (Adenosintriphosphat) erzeugen. Die Fettverbrennung würde nämlich blockiert werden, sobald vermehrt Kohlenhydrate verzehrt würden. Hierin unterscheiden sich tierischer und menschlicher Stoffwechsel nicht.

Bleibt die Frage nach dem Anwachsen der Muskeln. Sie können ausschließlich mit Eiweiß wachsen und kräftig werden. Die Muskeln brauchen sogar höchstwertiges Eiweiß. Insbesondere Eiweiß mit einem hohen Anteil an verzweigtkettigen Aminosäuren (Leucin, Isoleucin und Valin) ist ein regelrechter Muskelaufbauer. Und weder aus dem im Darm gebildeten Fett noch aus Kohlenhydraten kann Muskeleiweiß gebildet werden. Nun ist die Eiweißaufnahme aus der täglichen

Nahrung bei den meisten Pflanzenfressern und bei einigen Naturvölkern (zum Beispiel Bantus) zu gering, als dass sie deren imposante Muskelmasse erklären könnte. Woher also kommt deren Eiweiß?

## Die Lösung des Eiweißproblems: Wir machen es einfach selbst!

Wie wir gesehen haben, sind im besten Fall 100 Billiarden gesundheitsfördernde Bakterien im Darm. Die im Darm von Pflanzenfressern und Menschen lebende Bakterienmasse bildet täglich hochwertiges rohes Eiweiß mit allen lebenswichtigen Aminosäuren. Denn Bakterien bestehen selbst größtenteils aus Eiweiß. Und nicht nur das, sie enthalten auch aktive Enzyme, hochungesättigte Fettsäuren, viele Vitamine (insbesondere das wichtige Vitamin $B_{12}$ und das Wundervitamin $K_2$ (Unterart $MK_4$/ $MK_7$) sowie Vitaminoide wie Coenzym Q10, L-Carnitin, Alpha-Liponsäure, Erbsubstanz (Nukleinsäuren), Ribose, Ribonukleinsäuren, Bio-Energie (ATP) und vieles mehr.

Wie gelangt der Mensch an diese Inhaltsstoffe? Im Schnitt verdoppeln sich die Darmbakterien alle 20 bis 60 Minuten. Da sie nur eine kurze Lebensdauer haben und täglich millionenfach absterben, werden auch die Inhaltsstoffe täglich in großen Mengen im Darm freigesetzt. Einen Teil davon kann der Darm aufnehmen. Genauer gesagt ist es so, dass der Dickdarm selbst diese Stoffe nicht so gut aufnehmen kann, doch es gibt einen physiologischen Rückfluss (Reflux) über die Bauhin'sche Klappe in den unteren Dünndarm, der diese Stoffe leicht aufnehmen kann.

*

Nun möchte ich noch auf die Frage eingehen, *wie* die Darmbakterien denn aus pflanzlichen Ballaststoffen hochwertiges Eiweiß produzieren können. Die Ballaststoffe bestehen doch nur aus unverdaulichen Kohlenhydraten und aus diesen lässt sich nun einmal kein Eiweiß bilden. Denn es fehlt den Ballaststoffen Stickstoff (chemisches Zeichen: N), der für die Aminogruppe aller Aminosäuren typisch ist.

In jedem Bissen, der geschluckt wird, ist auch Luft enthalten. Die Luft besteht etwa zu 80 % aus Stickstoff. Pro Tag schluckt ein Mensch mit dem Essen so etwa 1 bis 2 Liter Stickstoffgas. Er schluckt sogar noch *mehr*, wenn mehr ballaststoffhaltige Nahrung gegessen wird. Dieser Stickstoff gelangt in den Darm und kann dort der Bakterienmasse dazu dienen, Eiweiß aufzubauen. Pflanzenfresser und wahrscheinlich auch Menschen haben im Idealfall somit eine eigene „Fleischproduktionsstätte“ im Bauch.

Der Gedanke, dass das im Bauch produzierte überschüssige Eiweiß vom Menschen aufgenommen wird, ist geradezu genial. Das könnte das globale Problem der unzureichenden Nahrungsversorgung der gesamten Menschheit auf einen Schlag lösen. Und damit wäre der größte Feind für das Überleben auf unserem Planeten ausgeschaltet. Denn die heute übliche Nahrungserzeugung mit industrialisierter Massentierhaltung ist die Hauptursache für Umweltzerstörung, Abholzen von Urwäldern, Vergiftung von Boden, Wasser und Luft, Wüstenbildung und sozialem Elend. – Gibt es denn Belege für die Eiweißbildung im Darm?

## *Mehr Eiweiß im Stuhl als in der Nahrung*

1947 wurde erstmals von einem Urvolk in Neuguinea berichtet, das im Darm Eiweiß bilden kann. Erwachsene nehmen dort täglich durchschnittlich nur 9 bis 24 g pflanzliches Roheiweiß in Form von Wurzeln und anderen Pflanzenteilen auf. Sie essen keine Produkte von Tieren, außer einmal im Jahr zu kultischen Zwecken. Mit dieser „unzureichenden“ Eiweißaufnahme – und obendrein ohne tierisches Eiweiß – kann dieses Volk, gemessen an dem heute offiziell vorgegebenen Eiweißminimum (0,6 g pro kg Körpergewicht, was bei einem 70 kg schweren Erwachsenen 43 g Eiweiß entspricht) und erst recht nach der damals vorherrschenden Ernährungslehre (Eiweißminimum: circa 120 g tierisches Eiweiß pro Tag) unmöglich überleben. Das Volk müsste längst ausgestorben sein, ja, es hätte gar nicht existieren dürfen. Denn echter Eiweißmangel verursacht eine unerwünschte negative Stickstoffbilanz. Dabei werden *mehr* stickstoffhaltige Moleküle (also Eiweiß) aus dem Körper ausgeschieden, als aufgenommen werden. Das muss zwangsläufig zu der Eiweißmangelkrankheit Kwashiokor und später zum Tod führen.

Bei Kwashiokor wird der Haupteiweißspeicher des Körpers, das Muskelgewebe, weitgehend abgebaut, sodass auch andere Eiweißspeicher in inneren Organen und im Blut verbraucht werden. Aus dem Eiweiß produziert der unterernährte Körper Traubenzucker. Der Eiweißgehalt im Blut nimmt dabei rapide ab. Das Bluteiweiß, insbesondere Albumin, kann viel Wasser binden und in den Blutgefäßen halten. Bei Bluteiweißmangel tritt deshalb das Wasser von den Blutgefäßen in das Körpergewebe über. Es kommt zu Aufschwemmung, zu Ödemen (Wasseransammlungen) im Gewebe und im Bauch. Kwashiokor-Kranke haben daher einen angeschwollenen Bauch (Bauchwassersucht), teilweise Ödeme in den Gliedern und wenig Muskeln. Wird ihnen nicht Eiweiß zugeführt, dann sterben sie ...

Das erwähnte Volk in Neuginea aber war entgegen allen Erwartungen der Forscher nicht todkrank, sondern im Gegenteil höchst gesund, ausgesprochen muskulös und ungewöhnlich leistungsfähig. Diese Menschen leben seit Jahrtausenden in einer unwirtlichen und bergigen Wildnis. Die Forscher waren auch erstaunt darüber, dass dieses Urvolk keine Zeichen der uns „zivilisierte" Menschen plagenden Volkskrankheiten aufwies. Damit nicht genug: Die Forschergruppe um Dr. Hipsley (Canberra) und Dr. Oomen (Königliches Tropenhygieneinstitut Amsterdam) konnte in ihren Studien, die bis etwa 1970 andauerten und wissenschaftlich publiziert wurden, auch nachweisen, dass mit dem Stuhl der Eingeborenen pro Tag ein Mehrfaches dessen an Eiweiß ausgeschieden wurde, was mit der Nahrung aufgenommen wurde.

## Gesund und muskulös trotz Eiweißmangel

Diese Entdeckung wirkte damals bestürzend. Nach allen Regeln der Ernährungsökonomie hatten diese Menschen eine negative Stickstoffbilanz, schieden also mehr Eiweiß aus, als sie zu sich nahmen. Und dieses Eiweiß konnte nur aus dem Abbau von Körpereiweiß stammen – oder doch nicht? Da diese Menschen offensichtlich *nicht* an Gewichtsabnahme und Eiweißmangel litten, musste ein anderer „Mechanismus" am Werk sein. Die Forscher kamen nach vielerlei Erwägungen und Bedenken zu der für die damalige Zeit geradezu ketzerischen Schlussfolgerung, dass dieses Urvolk sein Eiweiß selbst produzieren müsse – im Darm. Diese Menschen mussten in ihrem Darm mehr Eiweiß produzieren, als sie täglich aßen. Dieses Eiweiß musste zudem von ausgesprochen hochwertiger Qualität und biologischer Wertigkeit sein, eine extrem gute Muskelnahrung.[28]

## *Was Menschen mit Erbsen gemeinsam haben*

Dieser Vorgang der Eiweißproduktion war bis dahin nur bei Erbsen und anderen Leguminosen (Hülsenfrüchten) bekannt. Im Gegensatz zu anderen Pflanzen können sie auf Böden wachsen, die keinerlei organischen Stickstoff (Nitrat, Ammonium) enthalten. Aber für das Wachstum einer Pflanze ist Stickstoff, der in Kompost, Mist, Jauche oder Kunstdünger enthalten ist, überlebensnotwendig. Da speziell Leguminosen viel Eiweiß enthalten, benötigen sie besonders viel organischen Stickstoff im Boden. Wie gelangt diese Pflanzenfamilie beim Wachstum auf stickstoffarmen, mageren Böden nun an organischen Stickstoff? Den produzieren andere Lebewesen, spezielle Knöllchenbakterien, die auf den Wurzeln der Leguminosen zahlreich wachsen, aus dem Luftstickstoff. Die Knöllchenbakterien geben diesen Dünger dann an die Pflanze ab und diese nimmt ihn auf.

Diese Tatsache wird in der biologischen Landwirtschaft intelligent zur Gründüngung genutzt: Um magere Böden wieder nährstoffreich zu machen, werden in einer ersten Kultur Leguminosen angebaut. Diese enthalten bald viel Stickstoff und werden in den Boden eingepflügt. In einer zweiten Kultur können dann die Nutzpflanzen (Kartoffeln, Getreide oder Gemüse), die viel organischen Stickstoff benötigen, angebaut werden. Mit der Gründüngung erspart man sich den Einsatz von „Kunstdünger", der immer mit dem giftigen Cadmium belastet ist.

Kunstdünger wird industriell aus Luftstickstoff hergestellt. Er enthält viel Cadmium. Die Entfernung des Cadmiums wäre zwar mit hohem Aufwand möglich (und sie wäre natürlich sinnvoll), ist aber sehr kostspielig und würde den Kunstdünger so teuer machen, dass er nicht mehr „marktfähig" wäre.

## Die Darmflora und unsere Gesundheit

Nochmals zurück zu dem Urvolk auf Neuguinea mit der „Eiweißproduktion“ im Bauch: Von dort wurde berichtet, dass einmal im Jahr aus religiösen Gründen ein Fest gefeiert wird, bei dem Schweinefleisch gegessen werden muss. Das hat jedes Mal fatale Folgen für die Menschen: Kurz nach dem Essen von Schweinefleisch werden die Eingeborenen krank. Sie leiden an Bauchkrämpfen, Durchfall und starker Müdigkeit. Bei einigen kann es sogar zu blutigen Durchfällen kommen, manchmal mit Todesfolge (pseudomembranöse Colitis). Erklärt wurde dieses Phänomen damit, dass die „guten“, Eiweiß bildenden Darmbakterien bei Kontakt zu dem eiweißreichen Schweinefleisch zu krankmachenden Erregern werden, die plötzlich schädliche Bakteriengifte bilden. Diese Gifte schädigen die Darmschleimhaut. Das im Darm unverdaut gebliebene Eiweiß geht somit in Fäulnis über und es entstehen dabei Leichengifte und Ammoniak. Eine ähnliche Reaktion lässt sich beobachten, wenn Pferde, Rehe oder Wiederkäuer wie Kühe zu eiweißreiche Nahrung erhalten.

### *„Gute“ Darmbakterien – wirksam gegen Depressionen*

Seit einigen Jahren ist bekannt, dass unser Darm und das Darmnervensystem Nervenbotenstoffe produzieren, die uns glücklich machen und Depressionen wirksam verhüten. (Der Darm wird auch als zweites Gehirn bezeichnet, da er etwa so viele Nervenzellen enthält wie das Rückenmark.) Der überwiegende Teil des Glückshormons Serotonin wird im Darm produziert und nicht im Gehirn. Viele Antidepressiva setzen beim Stoffwechsel von Serotonin an. Sie bewirken eine gezielte Erhöhung von Serotonin, was die Stimmung zwar heben kann, aber meist mit unerwünschten Nebenwirkungen verbunden ist.

In einer Studie[29] wurde gezeigt, dass die Darmbakterien über unseren Vagusnerv (10. Hirnnerv) direkt Informationen an unser Gehirn senden können. Die Gabe eines Probiotikums konnte die Mengen des

Nervenbotenstoffs GABA (gamma-Amino-Buttersäure) in verschiedenen Gehirnarealen positiv beeinflussen. Die Darmbakterien beeinflussten den GABA-Stoffwechsel des Gehirns so, dass das Stresshormon Cortisol gemindert wurde. Damit wurden auch Depressionen und Ängstlichkeit vermindert. Sie haben richtig gelesen: „Gute" Darmbakterien beseitigen Angstzustände, Depressionen und Stress! Weitere Studien zeigten die wichtige Rolle der Darmflora für unsere Intelligenz, die motorische Entwicklung und unser Verhalten.

### *„Gute" Darmbakterien stärken das Immunsystem*

Etwa 80 % unseres Immunsystems sind im Darm angesiedelt. Dort hat es Kontakt zu Nahrungsresten, zu den Darmbakterien und zu eingedrungenen Mikroorganismen. Dort findet ein regelrechter Lernprozess statt. Das Abwehrsystem wird dabei nicht nur schlagkräftiger, sondern es wird so einreguliert, dass Autoimmunerkrankungen keine Chance haben. Auch die Neigung zu Allergien wird durch eine gesunde Darmflora entscheidend vermindert. Die Beobachtung, dass 70 bis 80 % aller Allergien und die Neigung zu chronischen Infekten durch das Vermeiden von tierischem Eiweiß gebessert werden, kann teilweise mit der dabei auftretenden Verbesserung der Darmflora erklärt werden.

## Was den „guten" Darmbakterien schadet

Die Qualität der Darmflora hängt direkt von der Ernährung und der Belastung mit Umweltgiften ab. Die „guten" Darmbakterien reagieren höchst empfindlich auf Fertigprodukte, auf zu viel tierisches Eiweiß, schnell aufnehmbare Kohlenhydrate und besonders auf alle Arten von Zucker. Das Eiweiß führt, wie wir oben schon gesehen haben, zu Fäulnis und Bildung von Leichengiften. Verschiedene Zuckerarten und Auszugsmehle sind Nährstoffe für krankmachende Bakterien und Pilze.

Außer durch Fehlernährung mit industriell verarbeiteter Nahrung wird unsere gute Darmflora auch durch folgende Faktoren geschädigt: Antibiotika, Fluor (in Zahnpflegeprodukten und Trinkwasser), chloriertes Wasser, Schwermetalle (Silber, Quecksilber, Blei, Cadmium, Zinn, Kupfer, Gold, Palladium, Platin), die Süßstoffe Sucralose und Aspartam/Neotam, geschwefelte Nahrungsmittel (Trockenfrüchte, Wein), Basenpulver (Carbonate), antibakterielle Kosmetikprodukte, Parasitenerkrankungen, Rückstände von Pflanzenschutzmitteln und Chemikalien in Wasser und Nahrung, hochfrequente elektromagnetische Felder (– sie können Bakterien im Wachstum hemmen und zudem die Darm-Blut-Schranke öffnen) und die allgemeine Umweltverschmutzung. Die Auswirkungen der Umweltverschmutzung lassen sich aber durch bewusste Auswahl der Nahrung, durch Entgiftung und durch Vermeiden der krankmachenden Ursachen stark vermindern.

## Was die „guten" Darmbakterien unterstützt

Am wichtigsten ist zweifelsohne eine richtig zusammengesetzte, frische Ernährung, die genügend unverdauliche, rohe Ballaststoffe enthält. (Darüber erfahren Sie mehr in Teil II.) Weiterhin ist es sinnvoll, fermentierte Nahrungsmittel mit noch lebenden Bakterien in den Ernährungsplan aufzunehmen: rohes Sauerkraut, milchsaures Gemüse, über Nacht eingeweichte Samen (zum Beispiel Leinsamen) und fermentierte Sojaprodukte, vor allem Natto. Rechtsdrehende Milchsäure (die auch als Nahrungsergänzung erhältlich ist) hat insgesamt einen wachstumsfördernden Effekt auf unsere Säure liebende Darmflora, die dann selbst Milchsäure produziert. Durch die Ansäuerung des Darminhalts wird auch das schädliche Ammoniak entgiftet und die Entstehung von Leichengiften wird unterbunden. Die aus der Milchsäure gebildete Buttersäure wirkt sich zudem positiv auf unsere Zellen und die Energieerzeugung aus. In manchen Fällen kann es sinnvoll sein, Darmbakterien in Form von Kapseln (Probiotika) einzunehmen.

Der deutsche Normalbürger isst pro Tag 15 g Ballaststoffe. Das ist zu wenig, um die Vorteile einer gesunden Darmflora „auskosten" zu können. Die *Deutsche Gesellschaft für Ernährung* empfiehlt 30 g. Vor

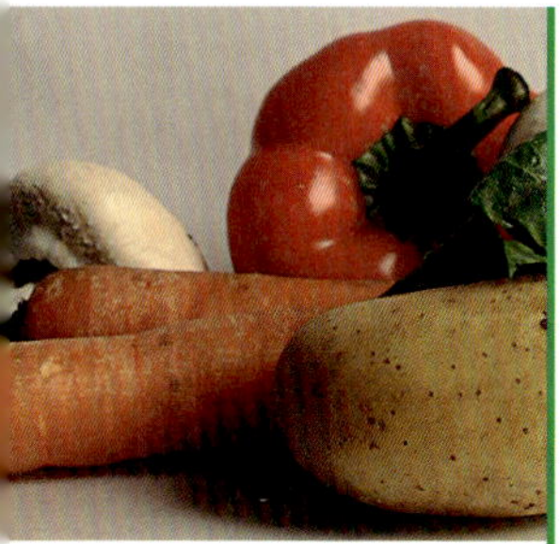

100 Jahren hat der Mensch aber durchschnittlich 96 g Ballaststoffe pro Tag verzehrt. Selbst in der Altsteinzeit, als der Mensch wegen der Eiszeit und des dadurch reduzierten Nahrungsangebots relativ viel Fleisch (700–900 g) aß, das bekanntlich keine Ballaststoffe enthält, nahm er über die Pflanzenkost (1700 g täglich) mindestens 104 g Ballaststoffe auf.

## Der Verzicht auf tierische Nahrungsmittel und seine Wirkungen

Im Folgenden gehen wir noch genauer der Frage nach: Erhält pflanzliche Nahrung den Menschen wirklich gesund und leistungsfähig und machen tierische Produkte eher krank? Behandlungsstudien und Beobachtungen an Kranken geben weiteren Aufschluss darüber.

### *Sensationelle Heilungserfolge*

Wie kann die häufigste Todesursache in den industrialisierten Ländern verhütet oder geheilt werden? Diese Frage beschäftigt seit Jahrzehnten unzählige Ärzte, Forscher und Politiker. Denn Herz- und Kreislauferkrankungen gehören zu den Hauptursachen für menschliches Leid, Berufsunfähigkeit, Kostenexplosion im Gesundheitswesen und vorzeitigen Tod. Sie gelten seit vielen Jahrzehnten als unheilbar und werden daher nur symptomatisch behandelt – mit großem Aufwand; dazu gehören: Blutfettsenker, Blutdrucksenker, Blutverdünner, Implantieren von Röhrchen (Stents) zum Freihalten von Blutgefäßen, Lysetherapie (Auflösen von Blutgerinnseln), Herzschrittmacher, Bypassoperationen, Herztransplantationen, Beinamputationen oder (bei Schlaganfällen) aufwendige Rehabilitationsmaßnahmen. Tatsächlich konnte durch exzellente medizinische Notfallmaßnahmen die Sterblichkeit leicht verringert werden – allerdings nicht die Krankheitshäufigkeit. Die Suche nach einer wirksameren Therapie, die außerdem auch kostengünstiger ist, beschäftigte viele Forscher und natürlich die Betroffenen.

Einer dieser Forscher ist der Arzt und Herzchirurg Dr. Caldwell Esselstyne vom Herzzentrum in Cleveland (Ohio), der 1994/1995 zum besten Arzt der USA gewählt wurde. Nach 11 Jahren erfolgreicher Arztkarriere in führenden Universitätskliniken der USA kam er zu der Erkenntnis, dass seine schulmedizinischen Behandlungsmethoden für Krebs und Herzinfarkt unwirksam seien, also nicht wirklich *heilen* könnten. Esselstyne (der bei der Olympiade 1956 übrigens eine Goldmedaille im Rudern gewonnen hatte) beschritt einen neuen, aber umstrittenen Weg. Dabei erzielte er mit die spektakulärsten Ergebnisse, die jemals über die Behandlung von Herzkranken publiziert worden waren.

1985 begann er mit 18 Patienten ein mutiges Experiment. Die Patienten hatten in den 8 Jahren vor Beginn der Studie insgesamt 49 „Notfallereignisse" erlitten (Herzinfarkt, Schlaganfall, Bypassoperationen, Öffnen von verstopften Blutgefäßen oder *Angina pectoris*, also Brustschmerzen durch Sauerstoffmangel des Herzens wegen verengter Herzkranzgefäße). In den anschließenden 11 Jahren gab es nur noch *ein einziges* Ereignis bei *einem* Versuchsteilnehmer: Dieser wich zwei Jahre lang von Esselstynes neuer Ernährungsweise ab, erlitt dann *Angina pectoris* und nahm daraufhin die gesunde Ernährung wieder auf. Revolutionär war nicht nur die Absenkung des Blutcholesterinspiegels (von im Mittel 246 mg/dl auf 132 mg/dl), die übrigens mit keinem bis heute bekannten Medikament möglich ist. Nein, die Herzerkrankungen wurden nicht nur gestoppt, sondern 70 % der Teilnehmer erlebten sogar die *Öffnung* ihrer verstopften Blutgefäße. Die Durchblutung des Herzens wurde dadurch deutlich verbessert und der Herzmuskel bekam wieder mehr Sauerstoff und Nährstoffe. Und das bei einer Erkrankung, von der die konventionelle Medizin behauptet, sie könne nicht rückgängig gemacht werden!

Was hatte Esselstyne nun mit den Teilnehmern gemacht? Er hatte nur die Ernährung umgestellt, das war's. Keine Operation, keine Stentimplantation, weder Medikamente noch Meditation, Urlaub oder Sport. Einfach nur die Ernährung umgestellt. Und wie sah die „Wunderernährung" aus? Sie ahnen es schon: Die Teilnehmer sollten auf Fleisch, Fisch, Geflügel, Öle und Milchprodukte verzichten. Oder anders herum, sie durften nur noch vollwertige pflanzliche Lebensmittel essen. Sie konnten essen, soviel sie wollten, nur naturbelassen musste die Nahrung sein.

Fabrikzucker oder Auszugsmehle (Weiß- und Graumehl) oder Produkte daraus wurden daher nicht verzehrt. Anfangs wurde den Teilnehmern ein wenig tierisches Eiweiß zugestanden, nämlich fettarmer Joghurt und Magermilch. Doch nach fünf Jahren wurden diese ebenfalls gestrichen. Esselstyne und seine Familie leben übrigens von der gleichen Ernährung wie seine Studienteilnehmer.[30]

Ähnliche Behandlungsergebnisse erzielte in den 80er-Jahren auch ein anderer amerikanischer Forscher: Dr. Dean Ornish. Bei ihm mussten die Teilnehmer allerdings zusätzlich zur Ernährungsumstellung regelmäßig meditieren und ein wenig Ausdauersport machen. Seine ersten Ergebnisse waren fast genauso beeindruckend. Sie wurden schon 1990 in einer der weltweit renommiertesten medizinisch-wissenschaftlichen Zeitschriften veröffentlicht: *The Lancet.* Ornish führte weitere Studien (auch zu anderen Krankheiten wie Krebs) durch und publiziert sie bis heute in verschiedenen wissenschaftlichen Zeitschriften. Diese Erkenntnisse kamen jedoch in der Wissenschaft und an den Universitäten bisher nicht an. Auch die Medien berichteten nicht davon. In den medizinischen Lehrbüchern findet man darüber ebenfalls nichts.

## *Überraschende Nebenwirkungen*

Nehmen wir als Beispiel den Bluthochdruck, an dem etwa die Hälfte aller Deutschen leidet und der zu Herzinfarkt und Schlaganfall führen kann. Das durchschlagende Ergebnis von Dr. Ornishs Studie war, dass die Patienten ihre Blutdruckmedikamente absetzen konnten.

Auch die schwedische Arbeitsgruppe um Professor Per Arne Öckerman (Universität Lund) kommt in ihren Untersuchungen zu dem Ergebnis, dass der Blutdruck verbessert wurde. Hier wurden neben dem Blutdruck auch die Blutfettwerte und die Harnsäurewerte verbessert. Als unerwarteter Nebeneffekt trat bei vielen Patienten eine Besserung anderer Krankheiten und Beschwerden ein, darunter Rheuma, Migräne, *Colitis ulcerosa* (geschwürige Darmentzündung), Schwindel, Müdigkeit, Nervosität, Ängste, Vergesslichkeit, Konzentrationsstörungen, Sehverschlechterung, Atemlosigkeit, Brustschmerzen, Herzrhythmusstörungen, hoher Puls, häufiges Wasserlassen in der Nacht, Schweißneigung, Hautausschläge. Und wie sah die Therapie aus? Die Patienten durften einfach keine tierischen Produkte mehr essen. Sie lebten für die Dauer des Versuchs nur von pflanzlichen, aber vollwertigen Nahrungsmitteln.

Als nächste Krankheit nahm sich die schwedische Arbeitsgruppe chronisches Asthma vor. Die 35 Probanden litten schon 12 Jahre daran und nahmen deswegen Antiasthmatika. 20 Versuchspersonen nahmen sogar ständig Cortison, um die Atembehinderung einzudämmen. Nach einem Jahr ohne tierische Nahrungsmittel, das immerhin 24 Probanden durchhielten, konnten sie die Medikamente (Antiasthmatika) weglassen oder zumindest drastisch reduzieren. Die Lungenfunktionstests wurden deutlich besser.

## *Idealgewicht trotz reichlichen Essens*

Sie fragen sich vielleicht, was das Schlankwerden denn mit den oben beschriebenen Studien zu tun hat. Eine ganze Menge, denn alle Studien, die ähnliche Ernährungsweisen untersuchten, erbrachten eine weitere höchst erfreuliche Nebenwirkung: Die Teilnehmer wurden nicht nur von angeblich unheilbaren Krankheiten befreit, sondern sie wurden zusätzlich schnell und dauerhaft schlank. Und das geschah, obwohl sie unbegrenzt viel essen durften. Dabei war die Kalorienzahl, die sie aufnahmen, meist höher als *vor* der Ernährungsumstellung, als sie noch krank waren. Sie sind schlank geworden ohne Hungerkur oder penibles Kalorienzählen.

Auch bei der weltweit zweitgrößten Ernährungsstudie, der „China-Studie", konnte dieses Parodoxon beobachtet werden. Die gesunden und schlanken Chinesen waren diejenigen, deren Ernährung weitgehend nur aus vollwertigen pflanzlichen Lebensmitteln bestand. Obwohl sie durchschnittlich deutlich mehr Kalorien aufnahmen als beispielsweise durchschnittliche Amerikaner, waren sie schlank. Andere Untersuchungen in anderen Ländern stützen diese Beobachtungsergebnisse: Bevölkerungsgruppen, die sich vegetarisch, aber vollwertig ernähren, sind schlanker als ihre Tierprodukte essenden Mitmenschen, obwohl sic oft mehr Kalorien aufnehmen.

## Warum und wie eine tierproduktfreie Kost schlank macht

Wie ist das zu erklären, dass man *mehr* essen kann als vorher und dabei trotzdem abnimmt? Bei vergleichbarer Bewegungsaktivität sollte doch allein die aufgenommene Kalorienzahl dafür maßgebend sein, ob man schlanker wird oder zunimmt?

Eine Erklärung dafür ist, dass Menschen, die pflanzliche Vollwertkost essen, im Ruhezustand eine höhere Stoffwechselrate aufweisen. Das bedeutet, dass ein Teil der Kalorien nicht als Fett abgelagert, sondern schon im Ruhezustand verbrannt wird. Darauf deuten auch Tierversuche hin: Eine Ernährung mit viel Tierprodukten führte zu einer verstärkten Neigung zu Fettsucht, Müdigkeit und Antriebsarmut. Diejenigen Tiere aber, die die wenigsten tierische Produkte zu fressen bekamen, bewegten sich automatisch mehr, waren insgesamt aktiver und körperlich fitter. Ihre spontane Bewegungsaktivität war etwa doppelt so hoch wie die der Tierprodukte fressenden Versuchstiere. So deuten die Ergebnisse also darauf hin, dass eine pflanzenbetonte Kost automatisch zu mehr Lust und Freude an sportlicher Betätigung führt.

Dazu kommt, dass es sogenannte Kurzschluss-Stoffwechselwege gibt, die bei Pflanzenessern, insbesondere bei Frischköstlern, vermehrt genutzt werden dürften. Vereinfacht gesagt: Im Körper wird 1 Teil Glukose (Traubenzucker) in 2 Teile Pyruvat (Brenztraubensäure) umgewandelt. Dabei werden 4 Teile ATP (Bioenergie) erzeugt. Nun werden die 2 Teile Pyruvat aber nicht weiter zu Laktat (Milchsäure) und damit zur weiteren ATP- Erzeugung genutzt, sondern wieder in Traubenzucker zurückverwandelt. Für diesen Stoffwechselschritt werden aber 8 Teile ATP verbraucht. Als Ergebnis wird in diesem Kreislauf keine Energie *erzeugt*, vielmehr werden netto 4 Teile Energie *verbraucht*. Die dafür notwendige Energie stammt oft aus der körperlichen Fettverbrennung. So reduziert sich das Fettdepot automatisch. Viele Menschen *wünschen* sich ja mehr Fettverbrennung. Sie müssten dazu erstaunlicherweise *nicht die Kalorien reduzieren*, sondern nur auf die eiweißhaltigen Tierprodukte (Milch, Käse, Joghurt, Fleisch, Wurst, Fisch, Eier) weitgehend verzichten.

Ein zweiter positiver Schlankheitseffekt der Pflanzenkost: Sie enthält Polyphenole, die unsere Sirtuin-Gengruppe aktivieren. Aktive Sirtuin-Gene fördern deutliche Lebensverlängerung und Idealgewicht.

Aus den oben angeführten Studien kann man den Schluss ziehen, dass eine pflanzliche Ernährung dem menschlichen Organismus am besten entspricht. In diesem Sinne ist auch der Titel des vorliegenden Buches zu verstehen: *Grün essen!*

Dies widerspricht der etablierten Meinung, dass der Mensch ein „Allesfresser" sei und ohne tierische Produkte nicht leben könne. Zu den Allesfressern gehören übrigens neben den Schweinen auch Bären und Füchse. Der früher in Europa heimische Braunbär ernährt sich immerhin zu mindestens 70 % von Pflanzenkost …

## Ist der Mensch „Fleischfresser" oder „Pflanzenfresser"?

Vergleichen wir nun einmal den Körperbau bei pflanzenfressenden, fleischfressenden und allesfressenden Lebewesen sowie beim Menschen:

- *Alle Zähne* eines fleischfressenden Tiers sind lang, scharf und spitz. Die Backenzähne von Pflanzenfressern und Menschen sind stumpf und haben die Aufgabe, zu zerquetschen und zu zermahlen.
- Die *Kiefer* eines Fleischfressers bewegen sich nur auf- und abwärts, während die Kiefer eines Pflanzenfressers sich auch seitwärts bewegen können.
- Der *Speichel* eines Fleischfressers ist säurehaltig und deshalb ideal zum Aufspalten von tierischem Eiweiß geeignet. Dagegen enthält er die Kohlenhydrate aufspaltenden Enzyme Ptyalin und Amylase nicht. Der Speichel eines Pflanzenfressers und des Menschen ist normalerweise *alkalisch* (basisch) und enthält Ptyalin und

Amylase zum Verdauen von Kohlenhydraten. Der alkalische Speichel ist auch ein höchst wirksamer Schutz vor Karies und Zahnfleischerkrankungen, da die Zahnsubstanz damit remineralisieren kann. Allerdings haben viele Menschen einen *sauren* Speichel, weil die heute übliche Ernährung zu einer sauren Stoffwechselsituation führt. Pflanzliche Ernährung, insbesondere mit frischen Lebensmitteln, hat dagegen einen bedeutenden Basenüberschuss.

- Der *Magen* eines Fleischfressers produziert zehnmal mehr Salzsäure als der eines Pflanzenfressers oder des Menschen. Der Fleischfressermagen ist ein einfacher runder Sack mit meist glatt anmutender Oberflächenstruktur. Der Magen eines Pflanzenfressers hat eine längliche Form und eine komplizierte, gefurchte Struktur. Der Magen eines Wiederkäuers ist noch komplizierter.
- Die *Därme* eines Fleischfressers sind nur dreimal so lang wie sein Körper. Durch diese kurze Darmlänge wird die rasche Verarbeitung und Ausscheidung der schnell in Fäulnis übergehenden Fleischnahrung gewährleistet. Denn Fäulnisgifte sind für alle Säugetiere gefährlich. Unser Darmsystem und das von Menschenaffen ist etwa zwölfmal so lang wie der Körper. Dadurch wird die Nahrung möglichst lange im Körper gehalten und somit besser ausgenutzt.
- Die *Leber* eines Fleischfressers und eines Allesfressers kann zehn- bis fünfzehnmal mehr Harnsäure entgiften als die eines Pflanzenfressers oder des Menschen. Denn Fleisch und innere Organe enthalten sehr viel Harnsäure. Dagegen enthalten Pflanzen (mit Ausnahme von Getreide, Kaffee und Kakao) praktisch keine Harnsäure. Ein Pflanzenfresser (wie der Mensch) verfügt nicht über das Enzym Uricase, das Harnsäure aufspalten und unschädlich machen kann. Fleisch- und Allesfresser haben dagegen Uricase, sodass sie die Harnsäure aufspalten und unschädlich machen können. Beim Pflanzenfresser oder beim Menschen steigt durch fleischreiche Ernährung der Harnsäurespiegel im Blut stark an. Harnsäure begünstigt Gicht, Herz- und Blutgefäßerkrankungen.
- Ein Fleischfresser kann *Schweiß* nicht über die Haut absondern, denn er hat keine Hautporen. Überschüssige Körperwärme kann

meist nur über die Zunge abgeführt werden, durch Hecheln. Pflanzenfresser und Menschen dagegen schwitzen über die Haut, haben also Schweißporen.

- Der *Urin* eines Fleischfressers ist immer sauer (egal zu welcher Tageszeit) – Pflanzenfresser, Affen und Menschen haben normalerweise alkalischen Urin (außer morgens). Doch viele zivilisierte Menschen sind übersäuert und haben daher den sauren Urin eines Fleischfressers.
- Die *Zunge* eines Fleischfressers ist rau, wie Schleifpapier. So kann sie Fleischfasern und Sehnen von Knochen oder Knorpel abschaben. Die Zunge eines Pflanzenfressers und des Menschen ist vergleichsweise glatt.
- Unsere *Hände* haben nicht die Funktion, ein Tier zu „reißen", wie es die Pranken und Krallen eines Fleischfressers vermögen.
- Der menschliche Körper ist nicht in der Lage, *Vitamin C* selbst herzustellen. Die einzigen Lebewesen, die dies ebenfalls nicht können, sind einige Pflanzenfresser (Meerschweinchen, Neuweltaffen). Sie und der Mensch aßen in ihrer Entwicklungsgeschichte immer frische pflanzliche Kost, die im rohen Zustand ein Übermaß dieses Vitamins enthält. Fleisch dagegen enthält Vitamin C nur in geringen, nicht ausreichenden Spuren. Deshalb müssen Fleischfresser es selbst produzieren können. In Stresssituationen produzieren sie, auf das menschliche Durchschnittsgewicht von 70 kg umgerechnet, bis zu 25 g pro Tag.
- Die *Anatomie unseres Verdauungstraktes*, der pH-Wert und die Zusammensetzung unserer Verdauungssekrete ähneln dem der pflanzenfressenden Menschenaffen am meisten. Die Ernährung eines Gorillas beispielsweise besteht zu etwa 80 % aus Grünfutter (Blätter, Knospen, Stängel) und zu etwa 20 % aus Früchten, Samen, Nüssen, Wurzeln oder mitgegessenen Insekten.
- Reine Fleischfresser fressen immer zuerst die Innereien (Gedärm, Leber, Nieren) – den überwiegenden Teil des Muskelfleischs überlassen sie eher den Aasfressern.

Aus all diesen Vergleichspunkten lässt sich leicht ableiten, für welche Art von Nahrung der Mensch körperlich am besten ausgestattet ist: für eine überwiegend pflanzliche Ernährung. Ein typischer „Fleischfresser“ ist er jedenfalls nicht.

Allerdings, Tatsache ist: Kein Säugetier der Welt ist ein *reiner* Vegetarier oder Veganer. Pflanzenfresser wie unsere nächsten Verwandten, die Menschenaffen, aber auch Elefanten, Nashörner, Rehe oder Kühe essen die Läuse und andere Insekten, die in ihrem Futter naturgemäß enthalten sind, absichtlich oder unabsichtlich mit. Ameisen, Käfer und Mikroorganismen wie Pilzsporen und Bakterien werden einfach mitgegessen. – Es ist eine Überlegung wert: Vielleicht hat das ja positive gesundheitliche Auswirkungen? Vielleicht wäre es ja gut, manche Insekten auf oder in unserem Gemüsen und Obst mitzuessen, statt alles peinlichst zu säubern? Es gibt Ernährungskundige, die beispielsweise empfehlen, frische Blätter von Wildpflanzen ungewaschen zu verzehren – weil die darauf vorkommenden Bakterien unser Immunsystem stimulieren; und die Insekten enthalten Eiweiß und Vitamin $B_{12}$.

## *Wie ernährten sich die Urmenschen?*

Das ist eine interessante Frage, denn die frühen Urmenschen kannten unsere Volkskrankheiten *nicht* (– das haben sie mit den Wildtieren gemeinsam). Zeichen von Degeneration der Gelenke und Verkalkung der Blutgefäße fanden sich erstmals bei den Fleisch essenden Neandertalern und im Neolithikum, seit Beginn des Ackerbaus vor etwa 10 000 Jahren.

Die noch viel früher lebenden Menschen sind nach Ansicht mancher Experten zunächst reine Pflanzenesser gewesen. Erst spätere Generationen bereicherten ihren pflanzlichen Speisezettel zusätzlich mit Insekten, mit leicht zugänglichen Eiern und liegen gebliebenem Aasfleisch. Wahrscheinlich geschah dies im Zuge von Phasen mit geringerem Nahrungsangebot. Aas ist Fleisch, das mehrere Stunden oder Tage herumliegt. In dieser Zeit zersetzen Mikroorganismen einen Teil des Fleisches. Dadurch wird es für den Menschen leichter verdaulich und bekommt einen süßlichen Geschmack. (Tatsächlich ist praktisch das gesamte Fleisch, das die Menschen heutzutage essen, Aasfleisch. Das frisch geschlachtete Tier wird nämlich aufgeschnitten und mehrere Stunden bei Luftzufuhr hängen gelassen. Erst aus dem abgehangenen Fleisch werden Steaks, Schnitzel oder Tartar hergestellt.)

Das Jagen war in Urzeiten mühsam und im warmen Klima auch nicht nötig. In der Umwelt unserer Urvorfahren war der Tisch aber reichhaltig mit Pflanzennahrung gedeckt. Es gab daher keinen Grund, zu hungern oder ein Tier mühevoll zu jagen, es zu erwürgen und aufzureißen und auch noch zu essen. Manche Ernährungswissenschaftler gehen jedoch davon aus, dass unsere prähistorischen Vorfahren täglich etwa 800 bis 900 g Fleisch gegessen hätten. Das könnte für die Eiszeit zutreffen. Gesichert ist, dass in der letzten Eiszeit (75 000 bis 12 000 Jahre vor unserer Zeitrechnung) in den mit Gletschern überzogenen Erdteilen die Pflanzenwelt massiv reduziert wurde. Es war den überlebenden Menschengruppen in der Kälte fast unmöglich, ihren erhöhten Kalorienbedarf (vermehrte Wärmeproduktion) mit den wenigen verbliebenen Pflanzen (Nadelbäumen, Moosen, Flechten) zu decken. Um überleben zu können, brauchten sie das Fleisch von fett- und eiweißreichen Tieren. Die Menschen wurden so zwangsweise von reinen Sammlern zu Jägern; sie benutzten das Feuer nicht nur zum Braten der Beute, sondern auch, um ihre Höhlenbehausungen zu heizen. In Europa konnten so der Cro-Magnon-Mensch und der Neandertaler in der Eiszeit überleben. Warum der Neandertaler aber vor 24 000 Jahren ausstarb, ist unklar.

Allen Urmenschen ist gemeinsam, dass sie extrem wenig Kohlenhydrate essen konnten. Nur jahreszeitlich begrenzt verfügbare, roh verzehrte Wildgrassamen, Beeren und Urfrüchte sowie Wurzeln und selten einmal eine Wildbienenwabe waren als Quellen für Kohlenhydrate vorhanden. Dies änderte sich grundlegend vor 10 000 bis 12 000 Jahren, als es wieder wärmer wurde. Der Pflanzenbewuchs nahm zu und der Urmensch begann, sesshaft zu werden und Ackerbau zu treiben.[31]

## Warum Menschen Fleisch essen

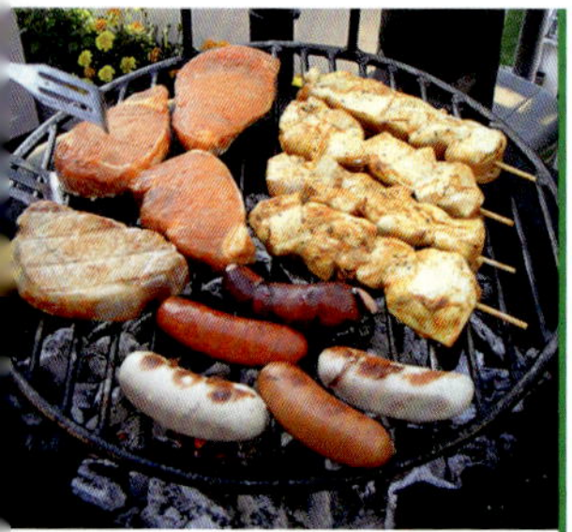

Alle Lebewesen der Erde können sich die ihrer Art gemäße Nahrung selbst beschaffen. Es widersteht einem Raubtier nicht, ein Reh zu töten und aufzufressen. Auch ein echter Allesfresser, etwa ein Wildschwein, kann Tiere wie kleine Hasen, junge Rehe und Vögel töten oder Aasfleisch fressen. Die einfache Grundregel für alle Lebewesen lautet daher, dass sie nur das fressen, was sie selbst „zubereiten" können. Müssten auch die Menschen sich strikt an diese Grundregel halten, dann würden viele von ihnen keine Tiere mehr essen. Dass sie es aber trotzdem tun, hat vier Hauptgründe:

- Fleisch gilt als lebensnotwendig und besonders gesundheitsfördernd. Das wurde uns jahrzehntelang durch Werbung und von tonangebenden „Experten" suggeriert.
- Im Gegensatz zu rohem Fleisch schmeckt gewürztes und erhitztes Fleisch recht gut.
- Da fast alle Fleisch essen, macht man halt mit … (1980 aßen die Bundesbürger durchschnittlich 30 kg Fleisch und Wurst pro Jahr, 2009 waren es 88 kg (laut *Tagesspiegel* vom 8.1.2011).
- Das unangenehme, schmutzige und blutige Geschäft des Schlachtens wird dem Metzger überlassen. So *sieht* man nicht, wie das Schnitzel oder Steak, die Salami oder die Weißwurst, das Wiener Würstchen oder die Putenbrust aus einem lebenden Säugetier hergestellt wird.

Nicht nur der natürliche Instinkt sollte den Fleischkonsum der Menschen bremsen. Für etwas mehr Zurückhaltung sprechen auch Untersuchungen zur Krankheitsanfälligkeit.

## Studien zeigen: Vegetarier sind gesünder

Verschiedene Untersuchungen haben gezeigt, dass die Häufigkeit von Brust- und Prostatakrebs mit dem Fleischkonsum um 60 bis 90 % steigt. Vor 20 Jahren wurden alleine in Deutschland drei große Studien zum Gesundheitszustand von Vegetariern durchgeführt: vom Bundesgesundheitsamt, von der Universität Gießen und vom

*Deutschen Krebsforschungszentrum* in Heidelberg (DKFZ) – alle unabhängig voneinander. Das Ergebnis: Vegetarier haben weniger Bluthochdruck und Übergewicht, weniger Krankheitsanfälligkeit, eine höhere Lebenserwartung und weniger Krebserkrankungen.

Die DKFZ-Studie ergab: Vegetarier haben eine um 50 % niedrigere Todesrate durch Schlaganfall und Herzinfarkt, 50 % weniger bösartige Tumore bei Männern, 25 % weniger Krebs bei Frauen und deutlich weniger Durchblutungsstörungen und *Angina pectoris.*[32] Diese Ergebnisse stimmen mit denjenigen der bereits zitierten „China-Studie" überein. Interessant ist vielleicht noch:

*Seltener* Fleischkonsum – etwa einmal pro Woche – scheint keine negativen Wirkungen zu haben.

## *Sind Vegetarier Außenseiter?*

In Deutschland sind laut *Vegetarierbund Deutschland* (VEBU) etwa 2 % der Bevölkerung Vegetarier, essen also kein Fleisch. Davon wiederum sind etwa 10 % Veganer – sie verzehren auch keine Milch oder Milchprodukte, keine Eier und im Extremfall auch keine anderen Tierprodukte. Sind das nun etwa nur ein paar unwissende, verirrte „Moralapostel", die uns den Appetit verderben wollen? – Nein, denn Umfragen zufolge haben immerhin 30 % einen Hochschulabschluss. Und die Liste kluger Köpfe und prominenter Personen aus Vergangenheit und Gegenwart, die sich zum Vegetarismus bekannt haben, ist schier unübersehbar.

Hier nur ein paar markante Beispiele:

- Leo N. Tolstoi: „Solange es Schlachthäuser gibt, wird es auch Schlachtfelder geben."
- Friedrich Nietzsche: „Ich glaube, dass die Vegetarier mit ihrer Vorschrift, weniger und einfacher zu essen, mehr genutzt haben, als alle unsere Moralsysteme zusammengenommen."
- George Bernard Shaw (Schriftsteller aus Irland): „Sie sagten zu mir: Du musst Fleisch essen, sonst wirst du sterben! Ich tat keines von beiden."
- Paul McCartney (Mitbegründer der *Beatles*): „Man sollte nichts essen, was ein Gesicht hat."

- Bill Clinton (früherer amerikanischer Präsident) stellte sich 2011 auf vegane Diät um, nachdem seine 2004 gelegten Herzbypässe sich wieder verengt hatten. Seither hat er 24 Pfund abgenommen und fühlt sich besser als je zuvor.

Falls Sie noch mehr Namen wissen möchten: die antiken Philosophen Sokrates, Plato und Aristoteles; Genies wie Leonardo da Vinci oder Albert Einstein; Pazifisten wie Albert Schweitzer und Mahatma Gandhi; Sportler wie Carl Lewis und Martina Navratilova, Stars und Idole wie Cindy Crawford, Richard Gere und Tina Turner … und viele andere. Vielleicht motivieren solche Beispiele ja den einen oder anderen Leser, die fleischlose Ernährung wenigstens einmal einen Monat lang auszuprobieren?

## Folgeerscheinungen des Fleischkonsums auf der Erde

Zunächst zwei gewichtige Stimmen zu diesem Thema:

*„Nichts wird die Chance des Überlebens auf der Erde so steigern wie der Schritt zur vegetarischen Ernährung.“*

Albert Einstein

*„Schon drei Prozent weniger Fleischkonsum in den Industrieländern würden dazu führen, dass eine Milliarde Menschen weniger hungern. Allein das Futter für eine Katze in den USA braucht so viel Anbaufläche wie das Essen für einen Menschen in Costa Rica.“*

Jakob von Uexküll (Begründer des alternativen Nobelpreises)

Auf der Erde leben mehr Zuchttiere als Menschen. Weltweit werden jährlich etwa 50 Milliarden Tiere geschlachtet. Im Durchschnitt isst jeder Deutsche inzwischen pro Jahr mehr als 80 kg Fleisch und Wurst; Amerikaner essen mehr als doppelt so viel, Indonesier aber nur 2 kg. Die weltweite Fleisch-„Produktion“ ist in den letzten 50 Jahren auf das Sechsfache angestiegen und steigt weiter. Die bevölkerungsreichsten Staaten der Erde geben nach und nach ihre traditionelle, fleischarme Ernährung auf. Stattdessen übernehmen sie die westliche Ernährungskultur, die von Tierprodukten (Fleisch, Wurst, Milch, Käse, Eier), Fabrikzucker und Auszugsmehlen dominiert wird. Die dort früher seltenen oder unbekannten Zivilisationskrankheiten nehmen daher ebenfalls ständig zu.[33]

Ein großer Teil der weltweit angebauten Nutzpflanzen ist als Futter für Tiere bestimmt. Die hohen Masttierzahlen und die konventionelle Produktion dieses Tierfutters, bei der Unmengen an Pflanzenschutzmitteln sowie an Treibstoff für die landwirtschaftlichen Maschinen benötigt werden, gehören zu den Hauptursachen für die heutigen Umweltprobleme wie Abholzen von Urwäldern, Artensterben, Vergiftung und Vernichtung von Lebensraum. Die Tierhaltung erzeugt zudem gewaltige Mengen an Jauche und Mist, die wiederum mit Rückständen aus der Tiernahrung belastet sind. Auf die Ackerböden ausgebracht, tragen sie zusätzlich zur allgemeinen Belastung des Trinkwassers und der Luft bei.

Weitere Belastungen und Nachteile durch den massenhaften Konsum von Tierprodukten:

- Ungefähr 80 % des auf die Felder ausgebrachten Stickstoffs verdunsten und tragen zum sauren Regen und zur Überdüngung der Wälder bei.
- Für die Produktion von 1 Pfund Rindfleisch werden rund 9500 Liter Wasser benötigt.
- In 1 Monat verbraucht ein Fleischesser – auf dem „Umweg“ über die Tiere – genauso viel Wasser wie ein Pflanzenesser in 1 Jahr.
- Die Massentierhaltung birgt weitere Probleme. Alleine durch die Tiertransporte sterben jährlich 400 000 Schweine.
- Wie im Film *Earthlings* dargestellt, erhalten die Masttiere kein artgerechtes Futter; deswegen sind sie häufig krank. Sie sehen oft kein natürliches Licht, atmen schlechte Luft und haben viel zu wenig Platz.
- Wegen der ungesunden Zuchtbedingungen kommen bei der Tiermast sehr viele Medikamente zum Einsatz. Etwa 70 % aller

Antibiotika werden in der Tiermast eingesetzt. Das führt schließlich zur Entwicklung multiresistenter Krankheitserreger, die in der Medizin ein großes Problem darstellen.

Es ist gängige Praxis, das Tierfutter mit genetisch manipulierten Pflanzen, Tiermehl aus Abdeckereien und Fischmehlen aus „Gammelfischerei" anzureichern. Zusätzlich werden manchmal sogar Fäkalien und Klärschlamm beigemischt. In Fischzucht- und Garnelenzuchtanlagen wird eiweißreicher Hühnermist direkt in die Zuchtbecken eingeleitet. Krankheitserreger wie Salmonellen finden in den Zuchtbecken ideale Wachstumsbedingungen. Diese wiederum werden mit bei uns verbotenen Antibiotika und Desinfektionsmitteln (wie Malachitgrün oder Chloramphenicol) behandelt.[34]

*„Die religiöse Ehrfurcht vor dem, was unter uns ist, umfasst natürlich auch die Tierwelt und legt dem Menschen die Pflicht auf, die unter ihm stehenden Geschöpfe zu ehren und zu schonen."*

Johann Wolfgang von Goethe

## Braucht der Mensch Kohlenhydrate?

Zu den Kohlenhydraten gehören alle Arten von Zucker und von Stärke. Die Stärke besteht sozusagen aus einer langen Kette von „zusammengeklebten" Zuckermolekülen. Es gibt unterschiedliche Zuckerarten: Monosaccharide wie Traubenzucker (Glukose), Fruchtzucker (Fruktose) oder Galaktose; Disaccharide wie Kristallzucker (Saccharose), Malzzucker (Maltose), Milchzucker (Laktose). Zucker schmeckt süß; am süßesten ist Fruchtzucker. Stärke schmeckt meist neutral. Manche Stärkearten haben mehrere Seitenketten. Während des Verdauungsprozesses werden sie zu einzelnen Zuckermolekülen aufgespalten. Diese gelangen dann über den Darm schnell ins Blut.

Kohlenhydrate zählen zu den Nährstoffen. Sie sind aber im Gegensatz zu Eiweiß und Fett kein lebenswichtiger Nährstoff. Denn unsere Körperzellen benötigen zwar einen gewissen Anteil an Traubenzucker im Blut. Dieser wird aber auch aus Eiweiß und einigen Fettbausteinen aufgebaut. Kohlenhydrate sind allerdings neben Eiweiß und Fett eine bevorzugte *Energiequelle* für den Körper. Sie liefern 4,1 Kilokalorien (kcal) beziehungsweise 17 Kilojoule (kJ) pro Gramm und sind kurzfristig verfügbar. Das heißt, der Körper muss sie nicht lange spalten und umbauen, um sie für die Energiegewinnung zu nutzen. Der Körper nutzt sie deshalb vorrangig: Sobald Kohlenhydrate verfügbar sind, wird die Fettverbrennung gestoppt.

Zucker enthält chemisch eine Kette aus Kohlenstoffatomen, an die Wasserstoff- und Sauerstoffatome angehängt sind. Auch Ballaststoffe bestehen aus Kohlenhydraten, wir können sie aber nicht aufspalten, sodass sie keinen Nährwert haben.

*

Wie oben bereits erwähnt, wurde nach der letzten Eiszeit, vor etwa 12 000 Jahren, das Klima auf der Erde wieder wärmer und der Mensch fing an, Tiere zu züchten und Ackerbau zu betreiben. Die Wildgrassamen wurden nach und nach zu den kohlenhydratreichen Getreidearten weitergezüchtet. Hungersnöte wurden seltener, da man die Ernte für Notzeiten lagern konnte. Zudem wurden Tiere gezüchtet und von einigen Völkern wurde auch artfremde Milch als Nahrungsquelle genutzt. Diese als neolithische Revolution bezeichnete Neuorientierung der Menschen führte zu einem starken Bevölkerungswachstum.

(Vollkorn-) Getreide, kultivierte Gemüsesorten, kultivierte Wurzeln und kultiviertes Obst werden also erst seit etwa 10 000 Jahren verzehrt. Übergewichtig konnte man dabei aber nicht werden, weil der Ackerbau extrem viel und schwere körperliche Betätigung erforderte, sodass die vielen neuen Kohlenhydrate, die mit den neuen Getreidearten vermehrt aufgenommen wurden, auch wieder „verbrannt“ wurden. Außerdem aßen die Menschen die Kohlenhydrate in Form einer vollwertigen Kost, also zusammen mit vitaminreichen Schalen und oft roh als Getreidebrei oder getrocknet als Fladen. Das Vollkorn und die rohe Form führten nicht zu dem massiven

Blutzucker- und Insulinanstieg, wie er heute nach dem Essen von herkömmlichem Brot oder Fertigmüsli auftritt.

Die kohlenhydratreichen Kulturpflanzen trugen aber noch wenig zum Aufkommen von Krankheiten und zur Degeneration der Menschheit bei (– abgesehen von Gelenkarthrose, Arteriosklerose und der Abnahme der Körpergröße). Die große Katastrophe in Gestalt der „Krankheitsexplosion" begann erst mit der industriellen Revolution, ab etwa 1850. Zu diesem Zeitpunkt wurde es durch (Dampf-) Maschinen in großem Stil möglich, das Getreide von den vitaminreichen Schalen und dem Keim zu befreien und aus der Zuckerrübe und dem Zuckerrohr den Zucker zu isolieren. Es entstanden weißer Reis, geschälte Hirse, Auszugsmehle (Weißmehl bei Weizen, Graumehl bei Roggen), Stärkemehle (auch Kartoffelstärke) und fabrikatorisch hergestellte Zuckerarten (weißer oder brauner Zucker etc.).

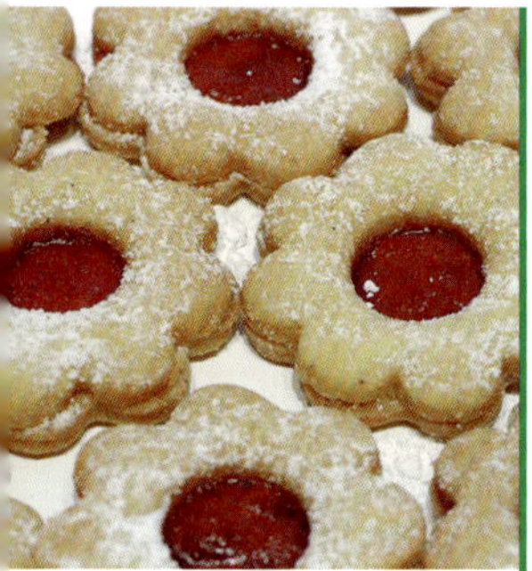

Die vitaminreichen Getreideschalen (Kleie), die Getreidekeime und die Melasse (Abfall bei der Zuckerherstellung) wurden nun in der Tiermast eingesetzt. Das Resultat:

Je mehr industriell hergestellte Nahrungsmittel in einer Gesellschaft verzehrt werden, desto häufiger und schneller treten die Volkskrankheiten auf. Weltweit nimmt der Konsum dieser Fabrikprodukte immer noch zu.

## *Durch Kohlenhydrate schneller alt*

Sind Kohlenhydrate gesund? – Die Altersforscherin Cynthia Kenyon von der *University of California* in San Francisco konnte die Lebensdauer von Würmern um das Sechsfache verlängern. Dies gelang alleine durch das Weglassen von Kohlenhydraten und eine kalorienarme Ernährung. Die Ergebnisse waren so beeindruckend, dass die Forscherin sofort alle Kohlenhydrate aus ihrer eigenen Ernährung wegließ. Andere Forscher konnten den gleichen Effekt bei anderen Tieren beobachten. Man fand heraus, dass bei allen Tieren, wahrscheinlich auch beim Menschen, zwei in diesem Zusammenhang wichtige Gene existieren: Eines davon lässt uns schneller altern und früher sterben, das andere hält uns jung und lässt uns länger leben. Das „Alterungs-Gen“ wird als *Grim Reaper* bezeichnet und es wird „angeschaltet“ durch hohe Insulinkonzentrationen im Blut. Sofern es angeschaltet wird (durch Kohlenhydrate und kalorienreiche Nahrung), altern und sterben die Tiere schneller. Das andere Gen ist ein wahres „Verjüngungs-Gen“ und wird mit *DAF16* bezeichnet oder auch als *Sweet sixteen*, weil sein Anschalten schon vorgealterte Tiere wieder jugendlich machte.

Ob wir gesund und vital ein langes Leben führen können, das wird möglicherweise auch von diesen beiden Genen gesteuert. Indem man den Insulinspiegel im Blut stark reduziert, wird *DAF16* angeschaltet und *Grim Reaper* wird abgeschaltet. Wie das geht? Indem wir die Kohlenhydrate (die ja zu schnell ins Blut gelangen) aus unserer Ernährung ausklammern!

## *Insulin – das Krankheitshormon Nummer 1*

Kohlenhydrate werden im Körper letztendlich zu Traubenzucker (Glukose) umgewandelt, der in das Blut gelangt und damit zu den Körperzellen transportiert wird. Dabei steigt die Konzentration von Glukose an. Damit aber Glukose überhaupt in unsere Körperzellen gelangen kann, muss Insulin vorhanden sein. Denn Insulin öffnet spezielle „Türen“ in der Außenhülle der Zelle (Glukosetransporter), sodass die Glukose hineinströmen kann. Insulin wird von den Inselzellen der Bauchspeicheldrüse produziert. Die Insulinausschüttung hängt von der Höhe des Glukosespiegels im Blut ab. Bei hohem Blutzuckerwert wird auch vermehrt Insulin freigesetzt.

Die Glukose wird in den Zellen als schnell verfügbare Energiequelle benutzt. Besonders das Gehirn benötigt eine bestimmte Menge an Glukose; es kann aber nach einiger Zeit des Fastens oder des Kohlenhydrate-„Entzugs“ zusätzlich auch sogenannte „Ketonkörper“ als Energiequelle nutzen, die die Leber dann aus dem Fettabbau gewinnt. Alle anderen Körperzellen, insbesondere das Herz, benötigen keinen Zucker. Wenn in den Zellen genügend Energie vorhanden ist und keine weitere gebraucht wird, dann wird der überschüssige Blutzucker in der Leber und bei trainierten Menschen auch im

Muskelgewebe gespeichert – als Glykogen (= tierische Speicherform von Glukose). Dieser Zuckerspeicher kann bei Trainierten 300 bis 500 g Zucker betragen. Ein solcher „Zuckertank" reicht für zwei Stunden intensiver sportlicher Betätigung aus. Wenn aber der Zuckertank bereits voll und weiterhin überschüssiger Zucker vorhanden ist, wird dieser einfach und schnell in Fett umgewandelt und im Fettgewebe deponiert. In Hungerzeiten oder bei Verminderung der Kohlenhydratzufuhr wird dieses Fett dann wieder abgebaut und für die Energieerzeugung durch Fettverbrennung genutzt. So weit, so gut.

Beim Insulin gibt es allerdings Probleme: Hohe Insulinwerte lassen den Körper nämlich früher altern, machen dick und hemmen die Ausschüttung des Wachstumshormons HGH (*Human Growth Hormone*). HGH ist aber das Haupthormon, das Körperfett schmelzen und Muskeln wachsen lässt. HGH ist auch ein Verjüngungshormon. Bekannt ist dies spätestens seit den Versuchen des Endokrinologen Dr. Daniel Rudman vom *Medical College of Wisconsin* in den 1980er-Jahren, der mit HGH-Spritzen bei alten Menschen eine biologische Verjüngung von bis zu 20 Jahren erreichen konnte.[35] Da HGH die körperliche Leistungsfähigkeit insgesamt erhöht, steht es auf der Liste der verbotenen Dopingsubstanzen. Der größte Teil des HGH wird während des Schlafs in der Hypophyse produziert.

Was erhöht den Insulinspiegel (messbar im Blut durch die Werte Proinsulin und C-Peptid)?

- Das Essen von Kohlenhydraten, die zu schnell ins Blut gelangen (Zucker, Getreide und Produkte daraus). Daher sollte wenigstens das Abendessen keine Kohlenhydrate enthalten, damit die nächtliche HGH-Bildung nicht durch Insulin gehemmt wird. Denn in der Nacht soll HGH gebildet werden, aber durch einen abendlichen Insulinanstieg wird dies gehemmt.
- Der Zustand der Insulinresistenz. Hierbei muss *mehr* Insulin vorhanden sein als üblich, damit der Blutzucker überhaupt noch in die Zellen gelangen kann. Insulinresistenz wird durch Fehlernährung, Fruktosekonsum, Bewegungsmangel und Gifte verursacht.

Insulinresistenz ist in der Bevölkerung sehr häufig. Etwa 30 bis 40 % aller Deutschen sollen daran leiden – meistens, ohne dass sie es wissen.

## Welche Nahrungsmittel enthalten viele oder zu viele Kohlenhydrate?

Hier folgt ein Überblick über die bei uns üblichen Nahrungs-und Genussmittel:

- Alle Körner und Getreide, Mehl und Produkte daraus: Brot, Müsli, Getreideflocken, Knödel, Kuchen, Gebäck, Teigwaren, Mais, Weizen, Roggen, Gerste, Hafer, Urkorn, Einkorn, Grünkern, Reis, Dinkel, Kamut, Hirse, Buchweizen, Quinoa, Amaranth
- Alle Wurzeln und Produkte daraus: Kartoffeln, Karotten, Rüben, Rote Beete, Pastinaken, Petersilienwurzel, Pommes frites, Chips, Kroketten
- Alle Zuckerarten: Fabrikzucker (Saccharose), Glukose (Traubenzucker), Fruktose (Fruchtzucker), Dextrose, Malzzucker, Maisirup, HFCS (*High Fructose Corn Syrup*), Glukosesirup, Galaktose, Laktose (Milchzucker). Enthalten sind diese Zuckerarten beispielsweise in Eis, Schoko-Brotaufstrich, Pudding, süßem Joghurt, Kuchen, Keksen, oft in Wurst, Schokolade, Ketchup, in Cola-Getränken und anderen Softdrinks.
- Alle Obstarten. Sie enthalten meist deutlich weniger Kohlenhydrate als die bisher genannten Nahrungsmittel. Besonders Urfrüchte, Wildbeeren und alte Obstsorten enthalten weniger Kohlenhydrate.
- Dicksäfte und Konzentrate: Apfel-, Birnendicksaft, Fruchtsäfte, Wurzelsäfte (besonders Karotten), Gemüsesäfte, Melasse, Akaziensirup, Agavendicksaft.
- Honig, Blütenpollen
- Trockenobst
- Auch Hülsenfrüchte enthalten Kohlenhydrate, aber nicht so viele wie die hier aufgelisteten Nahrungsmittel (insbesondere, wenn sie nicht gekeimt und roh gegessen werden, sondern erhitzt).

Hier noch einige Anmerkungen zu diesem Überblick:

*Zu Getreide/Körner:* Grundsätzlich sind diese auch in der Vollkornversion keine Menschennahrung: Sie enthalten *zu viele* Kohlenhydrate. Alle Körner und Getreide enthalten auch „Fraßschutzgifte“, die unsere Verdauung beeinträchtigen. Dies gilt besonders für die hochgezüchteten Getreidearten, die keinen schützenden Spelz mehr besitzen; diese enthalten als Selbstschutz mehr Fraßschutzstoffe (die beim Spelzgetreide in den Spelzen enthalten sind). Von daher ist Weizen noch schädlicher als spelzhaltige Urformen des Weizens wie Dinkel und Einkorn. Auch von Nackthafer ist abzuraten.

Grundsätzlich gilt, dass alle glutenhaltigen Getreide schwerer verdaulich oder schädlicher sind als glutenfreie Getreide oder Körner. (Buchweizen, Quinoa und Amaranth sind keine Getreidearten.) Ein weiterer Nachteil aller Getreide und Körner ist, dass sie einen Überschuss an Omega-6-Fettsäuren enthalten und zu wenig Omega-3-Fettsäuren. Omega-6-Fettsäuren führen zu einer erhöhten Entzündungs- und Schmerzneigung, beschleunigen die Entwicklung fast aller Zivilisationskrankheiten, besonders von Autoimmunerkrankungen und Allergien, und führen auch zu Muskelabbau. Deshalb haben Omega-3-Fettsäuren einen wichtigen Stellenwert in der Therapie von Untergewicht, beispielsweise bei Krebs, AIDS oder chronisch entzündlichen Darmerkrankungen.

Der durchschnittliche Mensch verzehrt heute etwa zwanzigmal mehr Omega-6-Fettsäuren als Omega-3. Gesund wäre nach Meinung von Ernährungsexperten aber ein Verhältnis von 1:1, wie es Ur-Ur-Menschen in den Epochen erreichten, als es noch kein Getreide gab. Neben Getreide haben auch die meisten bei uns verzehrten Pflanzenöle (wie Sonnenblumenöl, Distelöl, Maiskeimöl, Rapsöl, Olivenöl, Sojaöl) einen Überschuss an Omega-6-Fettsäuren und verschlimmern den O-6-Überschuss des Körpers noch mehr. Zudem sind die heutigen tierischen Fette, die meist aus konventioneller Massentierhaltung stammen (wie Milchfett, Eifett, Fleischfett) mit einem Überschuss an O-3-Fettsäuren belastet. Das kommt daher, dass die Tiere kein artgerechtes Futter (Kräuter, Gras) erhalten, sondern Fertigfutter aus Getreide und Soja. Dagegen weisen Wildtiere und Weidetiere ein ausgewogenes Fettsäureverhältnis auf, denn in Wildpflanzen ist ein hoher Anteil an Omega-3-Fettsäuren enthalten.

*Zu Obst und Wurzelgemüse:* Diese enthalten deutlich weniger Kohlenhydrate als Getreide oder Körnerprodukte. Besonders dann, wenn sie roh genossen werden, ist der blutzuckersteigernde Effekt kleiner als im erhitzten Zustand. Das bedeutet, es wird auch weniger schädliches Insulin ausgeschüttet.

Für Schwerstkranke, für verdauungsschwache und -empfindliche Menschen und für alle, die schnellstmöglich eine Besserung ihrer Beschwerden erreichen wollen, empfehle ich 100 % rein pflanzliche Rohkost!

Vorteilhaft ist es, wenn ein Teil oder alles mit Wasser und Gewürzen fein gemixt und als „Smoothie" verzehrt wird. Gerade für Zahnlose und Schwerkranke ist dies die beste Lösung.

Am besten meiden Sie dabei alle Getreide und Körner und Produkte daraus. Noch mehr Erfolg bringt das zusätzliche Weglassen von Obst, Trockenfrüchten, Wurzelgemüsen und Nüssen (– sie enthalten oft Schimmelgifte und auch Fraßschutzstoffe). Mit fortschreitender Gesundung können diese Lebensmittelgruppen in Maßen wieder eingeführt werden.

Für alle anderen Menschen gilt der Grundsatz: Alle Arten von Zucker sowie Honig, Dicksäfte, Sirup und Trockenobst sollten reduziert oder gemieden werden – je nachdem, wie viel Sie erreichen wollen.

## Der GLYX-Faktor als Richtwert?

Es ist Mode geworden, die Schädlichkeit von Nahrungsmitteln anhand des glykämischen Index (GLYX) oder der glykämischen Last (GL) zu bewerten. Der glykämische Index ist eine Zahl zwischen 0 und 100. Je größer diese Zahl, also je höher der glykämische Index eines Nahrungsmittels liegt, desto höher und schneller steigt der Blutzucker (und damit auch das Insulin) nach Verzehr einer bestimmten

Menge dieses Nahrungsmittels. Den höchsten Wert (100) hat Traubenzucker (Glukose), weil er am besten und am schnellsten, nämlich sofort ins Blut gelangt und den Blutzuckerspiegel ansteigen lässt. Auszugsmehl und Weißbrot haben einen GLYX-Wert von 70, Vollkornbrot 60, Toastbrot 75, Vollkorn-Haferflocken 55, Limonade 70.

Zu hohe Zuckerspiegel im Blut zerstören Körperorgane, indem sie diese „karamellisieren", also Proteine mit Zucker irreversibel verbacken. Hohe Blutzuckerwerte sind auch noch aus einem anderen Grund schädlich: Sie locken das Hormon Insulin. Insulin öffnet die „Zuckertürchen" in den Körperzellen, sodass der Blutzucker in die Zelle gelangen kann. Insulin kurbelt aber auch die Fettbildung an und hemmt die Bildung des jung machenden Wachstumshormons. Von daher ist es sinnvoll, so wenig Insulin im Blut zu haben, wie möglich; das kann mit einer naturnahen Ernährung und mit Sport leicht erreicht werden.

Alle Nahrungsmittel mit einem GLYX *unter* 55 gelten als gesund und schlank machend. Sie lassen den Blutzucker nur langsam und verzögert in die Höhe steigen: Gemüse, Salate, Obst (außer Papayas, Bananen und Trockenfrüchten), Nüsse, Fleisch, Käse, Fisch, Meeresalgen, Fett und Ei) werden empfohlen. Die Nahrungsmittel mit einem GLYX-Wert *über* 55 sollten dagegen weitgehend gemieden werden: Kartoffeln, Brot, Früchtemüsli, Kuchen, Eis, Zucker. Je niedriger also der GLYX-Wert eines Nahrungsmittels, desto gesünder wird es bewertet. Die Nahrungsmittel werden anhand des GLYX in eine Rangliste gebracht. Allerdings ist hier schon der erste Haken an der Sache: Es ist zwar richtig, dass Fleisch, Milch und andere tierische Produkte den Blutzuckerspiegel nicht ansteigen lassen. Was aber nur wenige wissen: Tierische Nahrungsmittel steigern trotzdem den Insulinspiegel – und zwar durch den hohen Eiweißgehalt.

Eine *genauere* Bewertung als der GLYX-Wert ergibt die glykämische Last (GL), denn sie berücksichtigt auch die Menge, die verzehrt wird. Die GL berechnet sich aus der Menge der Kohlenhydrate im verzehrten Lebensmittel (80 g Salzkartoffeln etwa enthalten 14 g Kohlenhydrate) – multipliziert mit dem GLYX (bei Salzkartoffeln ist dieser 60) – geteilt durch 100. Für unser Beispiel heißt das: 14 mal 60 geteilt durch 100 = 8. Eine glykämische Last unter 10 gilt als niedrig. GL-Werte von 11 bis 19 werden als mittlere Werte angesehen und eine GL über 20 ist zu hoch und führt zu einem hohen Insulinspiegel. Wenn man also von den Salzkartoffeln nicht nur 80 g (GL von 8), sondern 240 g isst (GL= 24), dann steigt der Blutzucker stärker an und „lockt" demzufolge zu viel Insulin.

Ein weiteres Problem: Einige GLYX-Tabellen sind ungenau, da sie nicht zwischen rohen und erhitzten Produkten unterscheiden. Die Kohlenhydrate von rohen, also unerhitzten Nahrungsmitteln gelangen aber nicht so schnell ins Blut und steigern den Insulinspiegel daher nicht so stark.

## Fruchtzucker – Gesundheitsrisiko und „Fettschalter"

Ein gravierender Fehler passiert auch bei der GLYX-Berechnung für Fruchtzucker (Fruktose): Er liegt bei nur 20, sollte also sehr gesund sein – das ist er aber nicht! In fast allen Fertigprodukten, in Limonaden, Eis, Früchten und Produkten daraus (Fruchtgummis, Fruchtsäfte), in Honig und Blütenpollen sowie im Fabrikzucker ist Fruktose enthalten. Sie wird als HFCS (*High Fructose Corn Syrup*) aus genmanipuliertem Mais hergestellt, der einen besonders hohen Fruchtzuckeranteil aufweist. Eine Untersuchung des *US-Institute for Agriculture and Trade Policy* unter Leitung von Dr. Wallinga fand 2009 Schockierendes heraus: Etwa 50 % des HFCS enthalten hochgiftiges Quecksilber. In einigen Proben wurden bis zu 570 mg Quecksilber pro Kilogramm HFCS gefunden.[36] Der durchschnittliche US-Amerikaner konsumiert pro Jahr etwa 26 kg HFCS. Dieses HFCS ist mittlerweile in vielen Fertigprodukten enthalten, da es billiger ist als Rüben oder Rohrzucker (Saccharose). Außerdem hat Fruchtzucker gegenüber Traubenzucker (Glukose) oder Fabrikzucker (Saccharose) eine höhere Süßkraft, sodass an der Menge gespart werden kann. Besonders hohe Mengen an Fruktose finden sich auch in Dicksäften, vor allem in Ahorn- und Agavendicksaft. Auch Mangos und Äpfel und Produkte daraus enthalten überwiegend Fruktose.

Im Gegensatz zur Glukose, die von allen Körperzellen verwertet werden kann, kann Fruktose nur von den Leberzellen aufgenommen werden. Fruktose wird dabei ohne Hilfe von Insulin in die Leberzelle aufgenommen. Da die Aufnahme von Fruktose nur wenig Blutzuckererhöhung verursacht (Blutzucker ist immer Traubenzucker = Glukose) und auch kein Insulin benötigt, der Insulinspiegel im Blut also nach dem Verzehr von Fruktose nicht unmittelbar ansteigt, betrachtete man sie bisher als gesund. Lange Zeit wurden daher für Diabetiker mit Fruktose gesüßte Süßspeisen angeboten, die wenig oder nicht auf die täglich gegessenen Broteinheiten (BE) angerechnet werden mussten. Und tatsächlich ist der GLYX von Fruktose erstaunlich niedrig, er beträgt nur 20, liegt also weit unterhalb des „gesunden" Grenzwertes von 55. Damit gilt Fruktose als besonders gesund und schlank machend. Leider ist aber das Gegenteil der Fall: Von allen kohlenhydrathaltigen Zuckerarten, die wir kennen, ist Fruktose am schädlichsten![37]

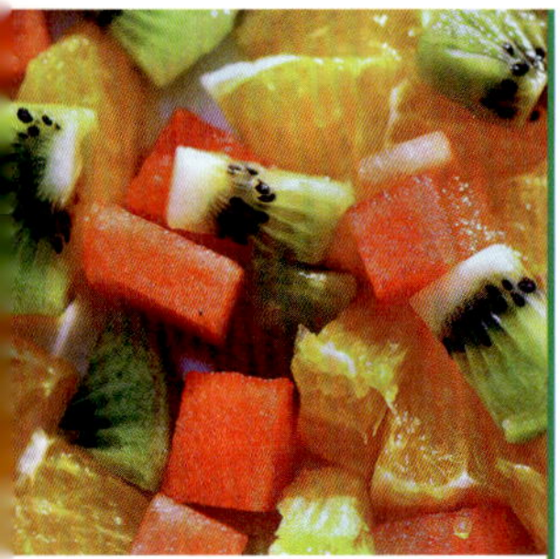

## *Warum Fruchtzucker schädlich ist*

Der Körper kann aus Fruchtzucker nicht sofort die körpereigene „Energiewährung" Adenosintriphosphat (ATP) herstellen. Fruktose wird über Energie verbrauchende Zwischenstufen meist zuerst in Fettmoleküle umgebaut. Daher können durch hohen Fruktosekonsum die Blutfettwerte ansteigen, insbesondere die Neutralfette (Triglyceride) und das schädliche LDL-Cholesterin. Zusätzlich entsteht bei der Verwertung von Fruktose Harnsäure. Harnsäure ist aber eine Ursache für die Übersäuerung des Körpers. Sie kann Nierenschäden, Blutgefäßverkalkung und Gicht verursachen (Gelenkzerstörung durch Ablagerung von Harnsäurekristallen).

Alle diese Abbauprodukte fördern wiederum indirekt die Insulinresistenz. Vereinfacht ausgedrückt: Die „Türchen" für Glukose (Glukosetransporter) in den Zellmembranen sind teilweise verklebt oder die Zellen sind vollgestopft mit Fett, sodass bei normalen Insulinwerten keine Glukose mehr in die Zellen gelangen kann. Darum wird vermehrt Insulin ausgeschüttet, um den Blutzucker in die Zellen gelangen zu lassen und den Blutzuckerspiegel zu senken. Im Laufe der

Zeit wird immer mehr Insulin ausgeschüttet. Viel Insulin bedeutet aber, wie oben beschrieben, immer verfrühtes Altern, Fettsucht, erhöhtes Risiko für alle bekannten Volkskrankheiten und früheres Sterben. Auch das Krebsrisiko wird durch Insulin erhöht. Besonders aggressive Krebsformen, die schnell Tochtergeschwülste (Metastasen) bilden können und die gegen viele Chemotherapeutika und Bestrahlung resistent sind, wachsen nämlich bevorzugt bei hohen Blutzuckerwerten. Sie sind auf Glukose als Brennstoff angewiesen. Fruktose erhöht also indirekt auch die Glukosewerte im Blut.

### *Fruchtzucker verursacht Krankheiten und Beschwerden*

Der Überblick über die gesundheitsschädlichen Wirkungen der Fruktose im menschlichen Körper ist erschreckend:

- Fruktose führt zu einer erhöhten Insulinresistenz.
- Fruktose wird schneller zu Fett umgewandelt als alle anderen Kohlenhydratformen. Von 120 Kalorien Fruktose werden 40 Kalorien als Fett gespeichert. Im Gegensatz dazu wird aus 120 Kalorien Traubenzucker (Glukose) nur 1 % Fett.
- Fruktose verursacht die Verzuckerung (Glycation) unserer Körperzellen; das bedeutet schnelleres Altern des Körpers.
- Fruktose verursacht Entzündungen, die unter anderem den Alterungsprozess beschleunigen.
- Fruktose ist ein Hauptfaktor für Übergewicht: Das aus Fruktose gebildete Fett wird besonders in und um Organe des Bauches abgelagert. Ein grobes Maß für den Fettgehalt der Verdauungsorgane ist der Fettgehalt in der Bauchhaut. Dieser ist messbar durch die Dicke der Hautfalte in Höhe des Bauchnabels. Das viscerale Fett ist nach einhelliger wissenschaftlicher Meinung das schlimmste Körperfett, weil es mehr als 20 Hormone bilden kann, die unserer Gesundheit schaden können. Bei Männern baut Bauchfett das männliche Hormon Testosteron ab und macht es unwirksam. Mangel an Testosteron aber lässt Muskelgewebe schrumpfen oder verursacht Osteoporose. Es ist lange bekannt, dass Menschen, die viel Bauchfett aufweisen und eine daher eine „apfelförmige" Gestalt haben („Apfeltyp"), ein deutlich höheres Risiko

haben, einen Herzinfarkt, Schlaganfall oder Diabetes zu erleiden. Hingegen ist das Fett, das an Gesäß oder Beinen gelegen ist und zu einem „birnenförmigen" Erscheinungsbild führt („Birnentyp"), bei Weitem nicht so schädlich wie Bauchfett.

- Fruktose führt zu erhöhtem Blutdruck, Triglyceriden und schlechtem LDL-Cholesterin.
- Fruktose führt zu Leberkrankheiten, insbesondere Verfettung.
- Fruktose führt zu Krebs – wegen der erhöhten Insulinresistenz, die zu höheren, das Krebswachstum fördernden Insulinspiegeln führt. Man glaubte bisher, dass Krebszellen Fruktose nicht verwerten könnten und der Verzehr daher, im Gegensatz zu Glukose, erlaubt wäre. Allerdings: Krebszellen in der Bauchspeicheldrüse vermehren sich mit Fruktose sogar deutlich schneller als mit Glukose. Dies zeigte die Studie einer Studiengruppe um Professor Heaney von der *University of California.*[38]
- Fruktose führt zu Gelenkschmerzen, Arthritis und Gicht.

Neueste Untersuchungen unter Leitung von Dr. Purnell zeigen, dass die Aufnahme von Fruktose die Gehirnleistung für 20 Minuten vermindert.[39] Dagegen lässt Traubenzucker (Glukose) die Gehirnleistung für 20 Minuten steigen. Zusätzlich hemmt Glukose das Hungerhormon Ghrelin und erhöht die Leptinausschüttung. Das senkt den Appetit. Fruktose bewirkt das Gegenteil und erhöht den Appetit.

*

Etwa 30 bis 60 % aller Mitteleuropäer können Fruktose im Darm nicht mehr gut aufnehmen. Diese Krankheit wird als „Fruktose-Malabsorption" bezeichnet. Dem Darm fehlt der Fruktosetransporter (GLU4), der die Fruktose vom Darm in die Darmzellen und von dort in das Blut transportiert. Fruktose verbleibt daher im Darmlumen und wird mit dem Stuhl ausgeschieden. Dies hat Vorteile, aber auch Nachteile:

Der Vorteil dabei ist, dass die Betroffenen die Fruktose nicht gut ins Blut aufnehmen können, auch wenn sie sie zu sich nehmen. So sind sie vor den schädlichen Auswirkungen der Fruktose geschützt (siehe oben). Dies ist ein verkannter, aber eher nützlicher Nebeneffekt der Fruktoseunverträglichkeit.

Der Nachteil ist, dass die im Darm verbliebene Fruktose von Darmbakterien vergärt und abgebaut wird. Dabei entstehen auch Alkohole und Gase, die wiederum Verdauungsbeschwerden, Blähungen, Darmentzündungen und Durchfallneigung verursachen. Die Qualität der Darmflora verschlechtert sich. Weiterhin werden Zink und die lebenswichtige und in der Natur am seltensten vorkommende Aminosäure L-Tryptophan im Darm an Fruchtzucker gebunden und ungenutzt mit dem Stuhl ausgeschieden. In der Folge kommt es zu Mangelerscheinungen an Zink und L-Tryptophan. Zink ist in unserem Körper an etwa 300 Stoffwechselvorgängen beteiligt. Besonders erwähnenswert sind Wundheilung, Immunstärkung, Haut- und Haarwachstum, die Sexualfunktionen, gute Stimmung, gesunder Schlaf, Entgiftung und gute Leistungsfähigkeit. Tryptophan wirkt muskelaufbauend und ist die Vorstufe des Glückshormons Serotonin und des Verjüngungshormons Melatonin.

Menschen, die an einer Fruchtzucker-Aufnahmestörung leiden und fruchtzuckerhaltige Nahrungsmittel essen, sind deshalb oft depressiv, antriebslos und müde und haben ein verstärktes Schmerzempfinden. (Serotonin wirkt auch schmerzlindernd.) Sie leiden oft an wiederkehrenden Infekten, schlechter Wundheilung oder übermäßigem Kälteempfinden. Sie haben eine vorgealterte Haut, Haarausfall, Darmentzündungen, Schlafstörungen, sexuelle Unlust oder Muskelabbau. Verschlimmert wird das Krankheitsbild zusätzlich durch die Aufnahme von Sorbit; dieses Süßungsmittel hemmt den Transport der verbliebenen, restlichen Fruktose irreversibel und das bedingt dann eine verstärkte Beschwerdesymptomatik. Sorbit ist in vielen Diätprodukten enthalten: in Kaugummis, Bonbons, Konfitüren, aber auch in vielen Früchten und Beeren (Sanddorn, Quitten, Holunder, Açaí, Aaronia, Aprikosen).

## *Ein „Trick“, der nichts taugt*

Es gibt allerdings einen Trick, der die Fruktoseaufnahme im Darm fördert. Wenn gleichzeitig Traubenzucker verzehrt wird, kann mit jedem Molekül Traubenzucker auch ein Molekül Fruchtzucker vom Darm aufgenommen werden (sozusagen „huckepack“). Hier wirkt der Traubenzucker wie ein trojanisches Pferd. Es gibt auch einige Früchte, die gleich viel oder mehr Traubenzucker als Fruchtzucker enthalten (Papaya, Kaktusfeigen, Aprikosen). Diese werden daher von Betroffenen toleriert und gerne vermehrt gegessen.

Betroffenen, die eine Fruktose-Malabsorption haben, wird dieses Vorgehen angeraten. Es gibt mittlerweile Bücher und Tabellen, die die Mischung von Glukose mit Fruktose, propagieren. Tatsächlich haben die Betroffenen dann weniger Beschwerden und fühlen sich zunächst wohler. Aber dann haben sie ein doppeltes Problem: Es wird wieder Fruchtzucker in den Körper aufgenommen, mit allen schädlichen Konsequenzen. Dabei tritt er in der Kombination mit Traubenzucker auf, was die Schädlichkeit noch verstärkt.

Ein *echter* Trick (oder besser: ein Schritt in die richtige Richtung) wäre es, Fruktose in der Ernährung zu reduzieren. Menschen, die wenig oder gar keinen Fruchtzucker essen, haben neben vielen anderen gesundheitlichen Vorteilen auch einen besseren Zahnzustand.

### *Wie viel Fruchtzucker pro Tag?*

Für Gesunde wird empfohlen, pro Tag nicht mehr als 15 bis 25 g Fruktose zu essen. So viel ist in zwei Datteln, zwei Bananen, anderthalb Äpfeln oder in einer halben Mango enthalten. In *erhitztem* Obst wird die Fruktose noch schneller vom Körper aufgenommen. Da erhitztes Obst und auch Obstsäfte eine gesunde Ernährungsweise schwer verdaulich machen können, sollten sie von empfindlichen Menschen weitgehend gemieden werden. Durch den Verarbeitungsprozess wird in manchen Früchten auch an Pectin gebundenes Methanol frei. Methanol („Fuselalkohol“) ist etwa 8000-fach giftiger als Ethanol („Alkohol“).

## Süßstoffe – auch keine gesunde Lösung

Wer zwar auf Fruktose, nicht aber auf das Süßen überhaupt verzichten möchte, der denkt vielleicht an Süßstoffe als Ersatzlösung. Sie enthalten zwar meist keine Kohlenhydrate, wären von daher also grundsätzlich als gesunder Zuckerersatz geeignet. Sie erhöhen aber in der Regel den Appetit, die Sucht nach Kohlenhydraten, und können dadurch dick machen. Und dies führt wiederum zu den bekannten Volkskrankheiten wie Herzinfarkt, Schlaganfall, Krebs, Gelenkschäden, Diabetes. Manche Süßstoffe zeigen zusätzlich ausgesprochen schädliche und giftige Wirkungen. An erster Stelle zu nennen sind hier *Aspartam*, *Neotam* und *Sucralose*. Sie stecken in manchen „zahnfreundlichen" Kaugummis, Eiweißpulvern, Vitaminprodukten, Brausetabletten, Medikamenten, kalorienreduzierten Nahrungsmitteln und Getränken („… light"). Die Namen sind auf dem Produkt nicht immer angegeben, zum Teil steht dort nur der Hinweis „Enthält eine Phenylalaninquelle".

Die Bestandteile von Aspartam und Neotam erhöhen den Insulin- und Leptinspiegel. Daraus resultieren vermehrter Appetit und in der Folge Gewichtszunahme. Der hohe Leptinspiegel kann auch zu einer Leptinresistenz führen. Normalerweise *hemmt* Leptin den Appetit. Bei Leptinresistenz tut es das nicht mehr. Der Effekt ist, dass die Sucht nach Süßigkeiten vermehrt wird. Leptinresistenz vermehrt das Bauchfett, das schädlichste Fett, das im Körper vorkommt. Eine 2011 publizierte Studie (unter Leitung von Hannah Gardener, Universität von Miami), die 2564 Personen umfasste, kam zu dem Ergebnis, dass diejenigen, die täglich mit Süßstoffen gesüßte Getränke (Diätgetränke) konsumierten, ein um 61 % erhöhtes Risiko für Schlaganfälle oder Herzinfarkte aufwiesen.

## *Aspartam (E 951)*

Dieser Lebensmittelzusatzstoff ist der weltweit am meisten verwendete Süßstoff. Aspartam wurde 1965 in den USA entdeckt, 1974 als Nahrungsmittel zugelassen, aber unmittelbar danach wegen medizinischer Bedenken zurückgehalten. Erst 1981 wurde es für Süßigkeiten wieder zugelassen. Es wird als kalorienarmer Süßstoff, der die etwa dreihundertfache Süßkraft von Haushaltszucker (Saccharose = Sucrose) hat, weltweit etwa in zuckerfreien Kaugummis und Bonbons eingesetzt, aber auch in Hustentropfen, Brausetabletten, Medikamenten, Abführmitteln, Eiweißpulvern oder Schleimlösern

(ACC) sowie in vielen „Light“-Produkten, die das Abnehmen erleichtern sollen. Handelsnamen von Aspartam sind unter anderem *Canderel* und *NutraSweet*. Auch manche Anti-Aging- oder Nahrungsergänzungsprodukte enthalten als Süßstoff Aspartam. Von allen Süßstoffen schmeckt es am zuckerähnlichsten.

Aspartam wurde bisher nicht gründlich toxikologisch getestet, weder an Affen noch an Menschen. Dennoch wird es von einigen Fachleuten als die giftigste Substanz angesehen, die als Nahrungsmittel zugelassen ist. Nach deren Angaben scheint *Aspartam* für eine Vielzahl von Nebenwirkungen, die durch Lebensmittelzusätze verursacht werden können, mitverantwortlich zu sein: Epilepsie, Kopfschmerzen, Migräne, Unruhe, Übelkeit, Muskelkrämpfe, Gewichtszunahme, Hautrötung, Depression, Müdigkeit, Erregtheit, zu schneller Herzschlag, Schlaflosigkeit, Sehstörungen, Hörverlust, Tinnitus, Herzklopfen, Schwindel, schwerer Atem, Angstattacken, verwaschene Sprache, Geschmacksverlust, Bluthochdruck, Unterzucker, Heißhungerattacken, Überfunktion der Schilddrüse, *Lupus erythematodes*, Gedächtnisstörungen, Gelenkschmerzen, Geburtsfehler und sogar Todesfälle wurden beschrieben. Zudem soll Aspartam für Hirntumore, Multiple Sklerose, Lymphome, Parkinson, Alzheimer, das Karpaltunnelsyndrom, für geistige Entwicklungsverzögerungen, Diabetes und Fibromyalgie mit auslösend sein. Auch beim „Golfkriegs-Syndrom“ soll es eine Rolle spielen: US-Soldaten, die beim Irakkrieg im Einsatz waren, entwickelten in hohem Maße unklare Krankheitsbilder und sie wiesen auch eine erhöhte Rate an ALS auf. Von Fachleuten werden dafür der Konsum von aspartamhaltigen Getränken, die wegen der hohen Temperaturen am Einsatzort (in der Wüste) schon vor dem Konsum das hochgiftige Methanol freisetzten, und metallhaltige Impfstoffe (Thiomersal und Aluminiumhydroxid) verantwortlich gemacht.[40]

### Neotam

Dieser Süßstoff ist eine Verbindung zwischen Aspartam und 3,3-Dimethylbutyraldehyd. Er schmeckte den Testpersonen (je nach deren Geschmack) dreißig bis sechzig Mal süßer als Aspartam.

Neotam ist – wie Aspartam – ein Produkt des Konzerns *Monsanto* – er stellte auch das im Vietnamkrieg eingesetzte Entlaubungsmittel *Agent Orange* her und ist einer der Marktführer für genmanipulierte Pflanzen (und bald auch Tiere).

## Sucralose (z. B. Splenda)

Dieser Süßstoff (E 655) schmeckt etwa sechshundert Mal süßer als Zucker und besteht aus einem Zuckermolekül (Sucrose = Saccharose), an das drei Chloratome kovalent gebunden wurden. In der Natur gibt es keine organische Substanz, die covalent mit Chlor verbunden ist. Es gibt aber künstlich hergestellte chlororganische Substanzen, die solche Verbindungen aufweisen: DDT, PCB, *Agent Orange*. Nach einer Studie aus den USA wurde Sucralose in den meisten Wasserproben aus Trinkwasser, Abwasser und gereinigtem Kläranlagenwasser gefunden; das zeigt, dass es in der Natur nur schlecht abgebaut werden kann.[55] Andere Studien und Erfahrungsberichte deuten auf eine enorme Schädlichkeit von Sucralose hin. Eine Tierstudie[56] der *Duke University* (North Carolina, USA) zeigte Folgendes: Sucralose …

- zerstört die gute Darmflora zu 50 %,
- erhöht den pH-Wert des Darminhalts (wodurch der Körper mit Ammoniak belastet wird),
- wird im Fettgewebe gespeichert,
- erhöht das Körpergewicht.

Der amerikanische Arzt und Gesundheitsexperte Dr. Joseph Mercola gibt an, dass aufgrund von mehr als 110 wissenschaftlichen Studien *Splenda* 1998 von der FDA als Süßstoff zugelassen wurde. Doch von diesen 110 Studien waren nur zwei Studien an Menschen. Die längste dauerte nur 4 Tage und untersuchte lediglich die Wirkung von Sucralose auf die Zähne. Die übrigen Studien waren Tierstudien; diese fanden heraus:

- *Splenda* reduzierte die Zahl der roten Blutkörperchen.
- *Splenda* machte unfruchtbar.
- *Splenda* verursachte in hohen Dosen Gehirnschäden.

- *Splenda* führte zu vergrößerten und verkalkten Nieren.
- *Splenda* führte bei 50 % der Hasen, die Sucralose erhielten, zu Fehlgeburten. Bei den unbehandelten Hasen gab es keine Fehlgeburt.
- *Splenda* erhöhte die Sterberate bei „Sucralose-Hasen" auf 23 % (gegenüber 6 % bei unbehandelten Hasen).

Die häufigsten Beschwerden innerhalb von 24 Stunden nach der Einnahme von *Splenda* waren: Migräne, Verdauungsprobleme, Gewichtszunahme, allergische Reaktionen, Blutzuckererhöhung, verschwommenes Sehen, Schwindel, Konzentrationsstörungen, epileptische Anfälle, Herzflattern, Hautprobleme, Kurzatmigkeit, Gelenkschmerzen, Depressionen und Angst.

Wenn Süßstoffe also keine akzeptable Alternative für das Süßen der Nahrung darstellen, welche Möglichkeiten bleiben dann noch und können empfohlen werden? Auf Lösungen dazu wird Teil II dieses Buches eingehen.

## Rohe oder erhitzte Nahrung?

Wir fragen nun weiter: Was könnten wir von unseren Urvorfahren oder von Wildtieren sonst noch lernen? – Eine weitere wichtige Antwort lautet: Sie haben den größten Teil ihrer Nahrung naturbelassen und in roher Form verzehrt. Pflanzenfresser essen seit Millionen Jahren das wilde „Grünzeug" roh. Auch Raubtiere fressen ihre Beute roh. Nur in Zeiten von Waldbränden, beispielsweise durch Blitzschlag, war und ist die Aufnahme erhitzter Nahrung ausnahmsweise möglich.

Der Instinkt lässt Wildtiere normalerweise nur diejenige Nahrung fressen, die den höchsten geschmacklichen Genuss beschert. Der tierische Instinkt ist Teil einer funktionierenden Körperintelligenz, die exakt diejenige Nahrung auswählt, deren Inhaltsstoffe das Tier gerade am meisten benötigt. Giftige Pflanzen schmecken ihm nicht oder wirken abstoßend. Auch der Nachwuchs hält sich an den Instinkt, der die Tiere weitgehend sicher von Giftpflanzen abhält.

Wenn diese ausgeklügelte Anlage nicht schon seit Jahrmillionen so gut funktionieren würde, wären viele Wildtiere sicherlich ausgestorben.

Der Instinkt lässt sich aber bei jedem Lebewesen – da gibt es leider keine Ausnahme – leicht täuschen, sobald es *erhitzte* Nahrung riecht und isst. Man denke nur an den appetitanregenden Duft von frisch gebackenem Brot in einer Bäckerei oder an den aromatischen Duft von gebratenen Schnitzeln, frittierten Kartoffeln, gebrannten Mandeln, frisch aufgebrühtem Kaffee oder gekochtem Obst …

Wildtiere werden manchmal ganz verrückt nach erhitzten Nahrungsmitteln. Es genügt nur wenig hitzeveränderte Nahrung, um den Instinkt über längere Zeit zu irritieren. Das liegt wahrscheinlich an den durch das Erhitzen neu entstandenen Molekülen, die die Geruchs- und Geschmacksrezeptoren der Tiere verwirren und auch zu angenehmen Erinnerungsprozessen im zentralen Nervensystem führen.

## Der Herd – eine „Chemiefabrik“

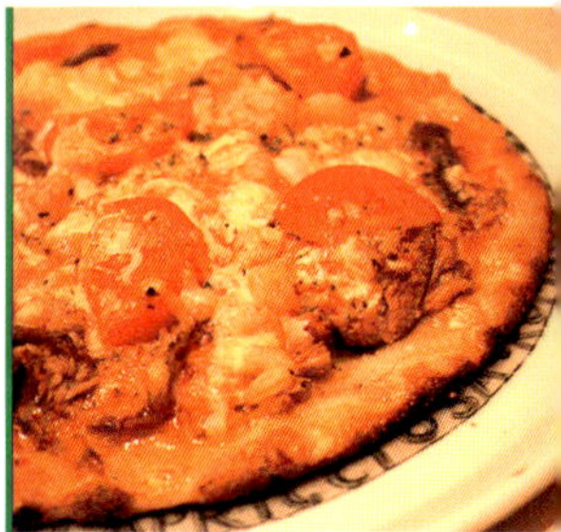

Sehen wir uns nun die Prozesse und Wirkungen beim Erhitzen der Nahrung näher an. Durch die Hitzeeinwirkung entstehen Hunderte, wenn nicht gar Tausende neue chemische Verbindungen, die im rohen Nahrungsmittel nicht vorhanden sind. Alleine durch das Kochen einer Kartoffel werden über hundert neue chemische Substanzen erzeugt. Bei Erhitzung mit höheren Temperaturen (beim Backen, Frittieren, Rösten, Braten, Dampfdruckkochen oder in der Mikrowelle) entstehen noch mehr von diesen neuartigen chemischen Verbindungen. Die Erhitzungsprodukte haben teilweise einen aromatischen, leckeren Geruch und Geschmack. So schmeckt eine gekochte oder gebratene Kartoffel zweifellos besser als eine rohe. Und eine knusprig braune Brotkruste riecht und schmeckt besser als der pure, rohe Getreidebrei. Auch gerösteter Kaffee riecht und schmeckt deutlich besser als rohe Kaffeebohnen. Die Liste ließe sich beliebig fortsetzen. Welche Folgen können nun diese Produkte des Erhitzens für die Gesundheit und für unsere Nahrungsvorlieben haben?

## Was beim Erhitzen der Nahrung so alles passiert

- Viele Vitamine, auch Vitaminoide, wie zum Beispiel Co-Enzym Q10, werden zerstört.
- Tausende in roher Nahrung enthaltene Enzyme werden zerstört.
- Aus schwer spaltbaren Kohlenhydraten entstehen schnell aufnehmbare Zuckerarten (Dextrinierung). Deshalb schmeckt gekochter Reis süßer als roher, deshalb schmecken auch gekochte oder gebackene Karotten oder Kartoffeln süßer und deshalb schmeckt gebackenes Brot süßer als der rohe Teig.

Der vom Körper schneller aufgenommene Zucker führt dann zu einem abnormalen (weil in der Natur nicht vorgesehenen) Blutzuckeranstieg – die Bauchspeicheldrüse schüttet vermehrt Insulin aus – das Insulin führt bei Gesunden dazu, dass die Leber und die Fettzellen den Blutzucker aufsaugen und in der Zelle als Fett oder Glukagon ablagern (eine Speicherform für Kohlenhydrate). Daraufhin *fällt* der Blutzuckerspiegel, meist aber zu tief, was dann zu Unterzucker (Hypoglykämie) und daher wieder zu Heißhunger auf Süßes führt. Genau das treibt den Blutzuckerspiegel wieder in die Höhe – und wieder wird zu viel Insulin ausgeschüttet – ein Teufelskreis, in dem viele Mitmenschen stecken, hat begonnen … Bewegung und das im Sonnenlicht enthaltene UV-B-Licht führen zu einem niedrigeren Blutzuckerwert, da beide ein verbessertes Ansprechen der Körperzellen auf Insulin bewirken.

Diabetiker müssen bei herkömmlicher Therapie ihre Nahrung nach Broteinheiten (BE) einteilen und einschränken. Sie dürfen pro Tag manchmal nur etwa 8 bis 12 BE verzehren. *Einer* Broteinheit entsprechen die folgenden Nahrungsmengen:

12 g Fabrikzucker (Saccharose), 25 g Auszugsmehlbrot, 30 g Vollkornbrot, 60 g erhitzte Kartoffeln, 70 g Weintrauben, 100 g Erbsen, Zwiebeln, Lauch, Sellerie, Artischocken, Äpfel, Birnen, Pfirsiche, Aprikosen oder Heidelbeeren, 120 g Möhren oder Orangen, 150 g Brombeeren und Johannisbeeren, 220 g Vollmilch, 250 g grüne Bohnen, Himbeeren, Kohl oder Mandarinen, 300 g sonstiges Gemüse, 330 g Süßrahm, 400 g Salat oder Spinat oder Grapefruit, 600 g Spargel.

Interessant ist nun, dass Zuckerkranke rohe Salate, rohes Gemüse (oberhalb der Erde gewachsen) und Wildkräuter ohne Mengenbegrenzung und ohne BE-Anrechnung verzehren dürfen.[41] Nur bei Wurzelgemüsen sollten sie ein wenig aufpassen. Doch in roher Form dürfen deutlich mehr Wurzeln (zum Beispiel Karotten) gegessen werden, als wenn diese erhitzt wurden.

Den Verzehr von *erhitztem* oberirdisch gewachsenem Gemüse sollten Diabetiker einschränken; das müssen sie, im Gegensatz zur rohen Form, auf ihre BE anrechnen. Warum ist das so? Der Kohlenhydratanteil der erhitzten und der rohen Nahrung bleibt zwar gleich, aber ein gekochter Kohl oder eine gekochte Karotte enthalten einen höheren Anteil an schnell aufnehmbarem (resorbierbarem) Zucker und dieser geht nach dem Essen viel schneller ins Blut über.

Eiweiß wird schon ab 43 oder 44 °C aufwärts in seiner Form zerstört, es wird denaturiert. Ein *rohes* Eiweißmolekül sieht ungefähr so aus wie ein neuer, ungebrauchter Topfputzer aus Stahlspänen oder Stahlwolle (wie man ihn in der Küche benutzt). Das *erhitzte* Eiweiß dagegen sieht aus wie ein zerfledderter und viel benutzter Topfputzer. Haben Sie schon einmal beobachtet, wie ein rohes Hühnerei aussieht? Es ist flüssig. Beim Erhitzen wird es aber fest, weil die Eiweißstrukturen denaturiert werden. Aus einem befruchteten *rohen* Ei kann ein Küken, also Leben, entstehen, während aus dem *erhitzten* Ei kein Küken mehr schlüpfen kann.

*

Viele Menschen, gerade auch Vegetarier, haben einen Lysin-Mangel. Lysin ist eine lebenswichtige Aminosäure, notwendig unter anderem zur Bildung von L-Carnitin, aber auch für Muskelwachstum, gesundes Bindegewebe, für elastische und durchgängige Blutgefäße, für feste Venenwände, die Wundheilung und ein funktionierendes Immunsystem. Durch das Erhitzen bindet sich das in der Nahrung enthaltene Lysin fest an andere Moleküle und wird dadurch für den Körper unbrauchbar. Beim Backprozess wird die Bioverfügbarkeit von Lysin um bis zu 40 % verringert.[42] Dazu kommt, dass die Getreide, die Vegetarier als Kompensation für das fehlende Fleisch meist vermehrt verzehren, wenig bis kein Lysin enthalten.

## *Opium im Kochtopf*

Einige der durch Erhitzen neu entstandenen Moleküle könnten regelrecht süchtig machen. Auch aus glutenhaltigem Getreide entstehen beispielsweise schon bei der Verdauung sogenannte Gluteomorphine. Aus Milch und Milchprodukten entstehen Kaseomorphine. Manche Ernährungsexperten sprechen mittlerweile schon von Brot-, Nudel-, Pizza- oder Milch- und Käsesucht.

Wegen der durch Hitze entstandenen und manchmal süchtig machenden Moleküle in der Nahrung fällt es – wenn man sie bereits genossen hat – schwer, darauf zu verzichten. Dieser Effekt ist bei allen Naturvölkern und auch bei Tieren beobachtbar. Ein Beispiel sind die schon erwähnten wilden, fettleibigen Schwarzbären, die sich über Fast-Food-Reste hermachen. Oder denken Sie an Hausmäuse und Ratten.

Sobald also hitzeveränderte oder gluten- oder kaseinhaltige Nahrung zugeführt wird, entsteht Lust auf mehr; Sie können sozusagen gar nichts dafür, dass Sie immer wieder zu Schokolade, Keksen, Brot, Käse und Ähnlichem greifen „müssen". Falls Sie sich (nach der Lektüre dieses Buches) dazu entschließen, für einige Zeit nur von roher Nahrung zu leben, ist es daher einfacher, einen klaren Schnitt zu machen und alle erhitzten Nahrungsmittel aus dem Haushalt zu verbannen. Die Situation ist vielleicht vergleichbar derjenigen von Alkoholikern oder starken Rauchern, die sich von ihrer Sucht befreien wollen: Sobald sie auch nur *einen* Tropfen Alkohol trinken oder eine einzige Zigarette rauchen, haben sie ihren Kampf bereits verloren.[43] Natürlich gibt es hier (bei der erhitzten Nahrung) auch ein paar Tricks, wie Sie gegebenenfalls für gesunden „Ersatz" sorgen können; doch dazu erfahren Sie ebenfalls in Teil II Näheres.

## *Zigaretten auf dem Löffel*

Die oben beschriebenen chemischen Substanzen, die nur in erhitzter Nahrung vorkommen, leiten auch die „Instinktbremse" in die Irre, also den Impuls, mit dem Essen *aufzuhören*, wenn der Körper gesättigt ist. Man nennt diese Stoffe Maillard-Moleküle, nach dem französischen Chemiker und Nobelpreisträger, der sie 1916 entdeckte.

Er wollte diejenigen Substanzen isolieren, die den erhitzten Lebensmitteln ihren typischen guten und verkaufsfördernden Geschmack und Geruch gaben. Erst 70 Jahre später fand man heraus, dass beim Erhitzen der Nahrung – in der Wissenschaft als „Pyrolyse“ bezeichnet – eine *Vielzahl* von Substanzen entsteht, etwa flüchtige Alkohole, Ketone, Aldehyde, Esther, Äther, Heteroside, braune Pigmente oder verschiedene Polymere. Manche davon können Krebs erzeugen, beispielsweise die heterocyclischen aromatischen Amine oder Acrylamid.

## Karamellbonbons im Gehirn

Beim Erhitzen entstehen in den Nahrungsmitteln auch sogenannte *Advanced Glycated Endproducts* (AGE). Das sind unnatürliche chemische Verbindungen von Kohlenhydraten mit Eiweißen. Wenn wir sie mit der Nahrung essen, werden etwa 10 % in den Körper aufgenommen. AGE spielen bei vielen Krankheiten eine bedeutende Rolle, etwa bei Arteriosklerose (Blutgefäßverkalkung), bei Sekundärschäden des Diabetes und beim verfrühten Altern. Sie können zu Blindheit, Schlaganfall, Wundheilungsstörungen, Nierenschäden, Bindegewebsalterung und mangelnder Durchblutung führen. AGE üben auch eine zerstörerische Wirkung auf das Gehirn aus. Sie spielen deshalb eine Rolle bei neurodegenerativen Erkrankungen wie Alzheimer oder Parkinson.

Manche Wissenschaftler betrachten das Erhitzen der Nahrung als unschädlich. Im Gegenteil, sie sind der Auffassung, das Erhitzen der Nahrung habe die Entwicklung der menschlichen Großhirnrinde erst richtig gefördert. Tatsächlich gibt es Hinweise darauf, dass einige Urmenschen schon vor 600 000 bis 1,5 Millionen Jahren Feuer machen konnten. Der überwiegende Teil der Nahrung aber blieb für die meisten Urmenschen roh. Der Anteil an erhitzter Nahrung wurde erst größer, als das Feuermachen einfacher wurde und die Ära der Töpfe und Herde begann.

## Erhitzte Nahrung macht manche müde

Wenn wir essen, gibt es eine Abwehrreaktion des Körpers. Die Zahl der Abwehrzellen im Blut steigt an. Die Reaktion ist etwa die gleiche, wie wenn fremde Eindringlinge (zum Beispiel Bakterien) in unseren Körper gelangen. Diese Reaktion wird als Verdauungsleukozytose bezeichnet, da der Anteil der weißen Blutkörperchen (Leukozyten), die hauptsächlich aus Abwehrzellen bestehen, im Blut ansteigt und diese auch in den Verdauungstrakt wandern. Lange Zeit nahm man an, dass diese Reaktion normal sei – bis 1930: Da berichtete Dr. Paul Kouchakoff, der damalige Leiter des Instituts für klinische Chemie in Lausanne, auf dem ersten internationalen Kongress für Mikrobiologie in Paris Erstaunliches über seine 300 Versuche mit 10 Freiwilligen. Er behauptete, dass die Verdauungsleukozytose eine krankhafte Reaktion des Körpers auf *erhitzte* Nahrung darstelle. Bei seinen Versuchen fand er, dass rohe Lebensmittel keine Verdauungsleukozytose auslösten. Wurden die gleichen Nahrungsmittel in gekochter Form aufgenommen, lösten sie dagegen die Verdauungsleukozytose aus. Bei industriell hergestellten Nahrungsmitteln wie Zucker, Kaffee oder Schokolade war die Abwehrreaktion besonders stark ausgeprägt. Wenn aber zusammen mit erhitzter Nahrung mindestens 50 % oder mehr rohe Nahrung gegessen wurde, kam es überraschenderweise *nicht* zu dieser „Entzündungsreaktion".

Nicht alle späteren Forscher konnten diese Untersuchungen bestätigen. Die letzten Studien zu diesem Thema wurden 1988 an der Universität Gießen durchgeführt. Die Forscher beobachteten zwar tatsächlich einen Leukozytenanstieg nach dem Essen, es war aber anscheinend gleichgültig, ob gekochte oder rohe Nahrung aufgenommen worden war. Die Erfahrung zeigt allerdings, dass viele Menschen sich nach dem Essen gekochter Nahrung müde fühlen. Der Anstieg der Leukozyten könnte die Ursache dafür sein, denn auch bei einer *echten* Infektion (dabei gibt es ja auch einen Leukozytenanstieg) kennt man das aus eigener Erfahrung. Demgegenüber gibt es unzählige Berichte, die darauf hinweisen, dass nach dem Essen von Rohkostmahlzeiten weniger oder keine Müdigkeit auftritt.[44]

## Erhitzte Nahrung macht schneller alt

Manche Forscher gehen davon aus, dass erhitzte Nahrung sogar unsere Telomere schneller verkürze; auch Kohlenhydrate ließen uns schneller altern, indem sie die Telomere verkürzten. Was hat es mit diesen Telomeren auf sich?

In unseren Zellen ist die Erbinformation in den Chromosomen gespeichert. Bei der Zellteilung müssen sie möglichst unverändert bleiben. Dazu gibt es an den Enden der Chromosomen besondere Abschnitte, die als „Telomere" bezeichnet werden. Mit jeder Zellteilung werden diese Abschnitte etwas kürzer, und wenn sie zu kurz sind, wird die Erbinformation nicht mehr richtig weitergegeben – die Zelle stirbt und damit auch der Mensch.[45] Es sind hauptsächlich Umweltfaktoren, die unsere Telomere schneller verkürzen und früher altern lassen: Übergewicht, schlechte Ernährung (davon handelt ja dieses Kapitel), trans-Fettsäuren, freie Radikale, Nitrostress (Belastung mit hochreaktivem Stickstoffmonoxid, das zur Bildung von Stickstoffradikalen beiträgt), Medikamente, Strahlung, Gifte (wie Quecksilber aus Amalgamfüllungen), Rauchen …

Bisher wurde angenommen, dass die Verkürzung der Telomere nicht aufgehalten werden könne. Nun zeigen Studien, dass es zwei Dinge gibt, die die Telomere wieder verlängern können und uns somit Jugend, Gesundheit und ein höheres Lebensalter versprechen: die Ernährungsgewohnheiten und ein spezielles Ausdauertraining. Das konnte an 2400 eineiigen Zwillingen bewiesen werden.[46]

## Rohkost erhält jung und heilt

Es gibt Hinweise darauf, dass Rohkosternährung unsere Telomere schont. Einer der ältesten Männer von Amerika, Bernando LaPallo, isst seit seinem vierten Lebensjahr hauptsächlich rein pflanzliche Rohkost. Mit seinen 110 Jahren ist er geistig und körperlich fitter als die meisten in ihren 70er- und 80er-Jahren. Er gibt noch Seminare zu gesunder Ernährung und schreibt Bücher. Als er vier Jahre alt war, gab ihm sein Vater den Ratschlag, alles so zu essen, wie Gott es geschaffen habe: roh. Und der *älteste* Mann Amerikas, Walter Breuning, ernährte sich zwar nicht ganz so streng, allerdings bevorzugte auch er Gemüse, Salate, Beeren, einige Früchte, Bohnen, Nüsse, Gemüsesuppen, sauberes Wasser und Zimttee. 70 % seiner Nahrung waren grüne Blätter.[47]

Aus den bisherigen Kapiteln dieses Buches ergibt sich, kurz zusammengefasst: *Tierprodukte* als Nahrungsmittel sind für uns Menschen nicht zu empfehlen. Naturbelassene *pflanzliche* Nahrungsmittel können uns gesund erhalten.

# Teil II
# Essen Sie sich gesund – essen Sie grün!

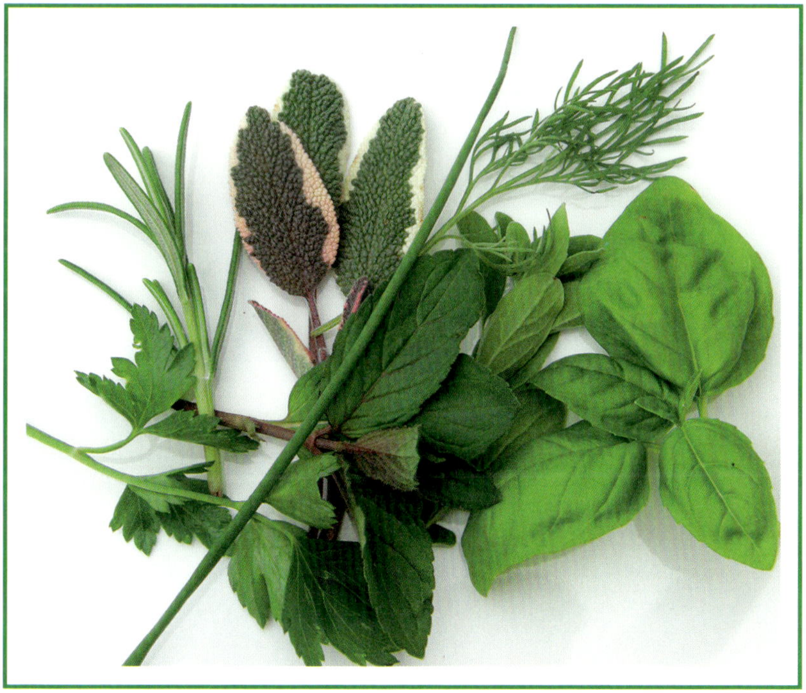

# Empfehlungen zur Umstellung Ihrer Ernährung

Wir müssen nicht zurück in die Steinzeit, sondern können es mit einigen ausgleichenden Maßnahmen schaffen, das Leben eines modernen Menschen zu führen und trotzdem gesund zu bleiben (oder zu werden). Allein schon eine optimierte Ernährung kann die Aktivität unserer Erbinformationen nachweislich positiv verändern. Die meisten Krankheiten oder beispielsweise das Übergewicht werden ja nicht etwa durch „schlechte Gene" hervorgerufen; vielmehr aktiviert eine lebensfeindliche Ernährungs- und Lebensweise primär die negativen Tendenzen in unseren Genen. Vor diesem Hintergrund sollte ein persönliches „Gesundheitsprogramm" für die heutige Zeit nach meiner Auffassung an vorderster Stelle auf eine Ernährung setzen, die alle lebensnotwendigen Vitalstoffe in einer unverfälschten Form enthält, die wir optimal aufnehmen können.

Mit dieser Ernährung haben Sie eines der stärksten Heilmittel selbst in der Hand. Sie ist hilfreich für Gesunde und Kranke. Es sollte einleuchten, dass eine Kost, die den Kranken die Gesundheit zurückgibt, auch für Gesunde und insbesondere für Sportler förderlich und empfehlenswert ist. Eine optimale Kost übt ihre positive Wirkung auf *alle* Körperzellen aus; es spielt daher keine Rolle, zu welchem Organ eine Zelle gehört. Wir brauchen keine Unterscheidungen zwischen einer Ernährung für Herzkranke, einer Ernährung für Magenkranke oder für Krebskranke und so weiter …

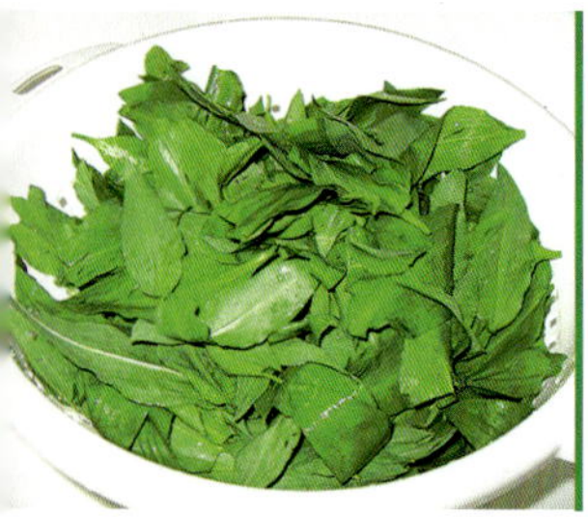

## *Was* Sie essen sollten

Meine Empfehlungen für *Kranke* möchte ich hier einmal prägnant und verkürzt wie folgt zusammenfassen:

- Essen Sie möglichst viel Grünes aus Wildsammlung oder aus biologischem Anbau.
- Essen Sie diese Nahrungsmittel möglichst frisch und roh.

- Essen Sie nur wenige Nüsse und Früchte sowie möglichst keine Getreide.
- Nehmen Sie möglichst wenige Kohlenhydrate zu sich.
- Ihre Kost sollte möglichst wenige, ja, besser noch: möglichst *keine* tierischen Produkte enthalten.

Als *Gesunder* sollten Sie es im Prinzip ähnlich halten, wenigstens aber einen Teil Ihrer Ernährung nach diesen Kriterien auswählen. Näheres zu den einzelnen Empfehlungen werde ich im Folgenden an geeigneter Stelle ausführen.

## *Wie viel* Sie essen sollten

Dafür gibt es keine Beschränkungen. Sie dürfen so viel essen, wie Sie Lust haben bzw. wie Ihr Körper das möchte. Hören Sie auf Ihren Körper. Es ist absolut unnötig, Kalorien zu zählen oder den Gehalt der Nahrungsmittel an Fett, Kohlenhydraten oder Eiweiß zu beachten, solange echte Lebensmittel in möglichst unbehandelter Form, also frisch, verzehrt werden. Diese Regel gilt für Erwachsene und Kinder, für Schwangere und Sportler, für Übergewichtige und Untergewichtige, für Gesunde und Kranke und sogar für Diabetiker. Für Letztere gilt diese Freiheit allerdings nur so lange, wie nur rohe pflanzliche Nahrung – ohne Getreide und ohne Früchte – gegessen wird. Die Berechnung nach Broteinheiten (BE) ist dann unnötig (vgl. weiter oben).

## *Wann* Sie essen sollten

Achten Sie auf Ihren Hunger, Ihren besten „inneren Koch". Das bedeutet: Sie essen am besten dann, wenn Sie Hunger haben. Und Sie essen nicht, wenn Sie satt sind oder keinen Appetit haben. Das ist unabhängig von der Tageszeit. Manche „Morgenmuffel" haben morgens wenig oder gar keinen Hunger, essen aber dafür abends. Andere wiederum kommen ohne Frühstück nicht in Gang. Wenn Sie klassischerweise drei Mahlzeiten pro Tag zu sich nehmen, dann sollten Sie, soweit möglich, keine Zwischenmahlzeiten einbauen (– außer wenn Sie Leistungssport betreiben oder bestimmte Krankheiten haben). Das Verdauungssystem reinigt sich zwischen den Mahlzeiten von selbst und hat einen etwa vierstündigen Rhythmus, in dem starke Bewegungen vom Magen zum Darm hin erfolgen. Diese Reinigungsaktivität sollte nicht durch Zwischenmahlzeiten unterbrochen werden. Das gilt auch für Untergewichtige oder Übergewichtige und selbst für Zuckerkranke.

Ein Hinweis aus meiner Erfahrung: In der Anfangsphase der Umstellung kann verstärkter Appetit auftreten. Dann kann man beispielsweise mit Trinken von kohlesäurearmem Wasser oder Tee Abhilfe schaffen oder man kann sich ausnahmsweise doch kleine rohköstliche Zwischenmahlzeiten oder *Green Smoothies* gönnen, also grüne Mixgetränke. Je besser im weiteren Verlauf die Stoffwechsellage wird und je mehr der Körper entgiftet ist, desto geringer wird das Verlangen nach Zwischenmahlzeiten. Manche Menschen sind dann sogar mit *einer* Mahlzeit pro Tag zufrieden.

Damit man nachts nicht die Produktion des schlank machenden, die Muskeln aufbauenden und jung machenden Wachstumshormons (HCG) und des entgiftenden, gesund und jung machenden Melatonins behindert, sollte man abends keine Kohlenhydrate verzehren. Prinzipiell sollte man die Aufnahme von Kohlenhydraten auch zu anderen Tageszeiten einschränken, außer in Zeiten, zu denen man sich (als Sportler) vor oder in einer Wettkampfphase befindet. (In Teil I auf Seite 73 finden Sie eine Liste von stark kohlenhydrathaltigen Lebensmitteln, die wenigstens am Abend gemieden werden sollten.)

## Was Sie *trinken* sollten

Je höher der Frischkostanteil und je geringer der Kochsalzgehalt der Nahrung, desto geringer ist der Drang und die Notwendigkeit, zu trinken. Durch Frischkost wird hochwertiges Zellwasser zugeführt. Trinken sollte man, wenn man Durst hat. Als Getränke eignen sich am besten gereinigtes ionisiertes Basenwasser ohne Kohlensäure, Kräutertees oder frisch gepresste Gemüse- und Kräutersäfte. Ionisiertes

Basenwasser kann man mit speziellen Geräten, die am Wasserhahn angeschlossen werden, selbst erzeugen. (Es gibt zwei Verfahren dafür: zum einen die Elektrolyse und zum anderen mineralische Filter, durch die das Wasser geleitet wird.)

Da das Trinkwasser in Deutschland zunehmend mit Uran, Cadmium, Pestiziden und Nitrat belastet ist, sollte vor der Ionisierungsanlage immer ein Filter vorgeschaltet sein, der die Gifte aus dem Wasser entfernt. Bei den gekauften Wässern sollte der Nitratwert auf dem Etikett angegeben sein. Bitte achten Sie auch darauf, dass Sie Mineralwässer und andere Getränke nur in Glasflaschen und nicht in Plastikflaschen erwerben. Denn aus Plastikflaschen gelangen giftige Weichmacher in das Wasser, beispielsweise Phtalate.

Von gekauften *Obst- und Gemüsesäften* ist abzuraten, weil diese erhitzt worden sind und die Verträglichkeit der übrigen Nahrung einschränken können. Auf *gezuckerte* Getränke sollte man ganz verzichten. Falls Sie Heißhunger auf Süßes haben, können Sie ihn mit gesunden, selbst gemachten Süßigkeiten (siehe unten), mit Beeren oder zuckerarmen Früchten, manchmal auch mit rohen Sonnenblumenkernen vermindern.

In der Umstellungsphase, die gewöhnlich zwei bis vier Wochen dauert, ist das Weglassen von *Alkohol, Schwarztee und Kaffee* empfehlenswert. Auch später sollten sie grundsätzlich gemieden werden. Von Getreidekaffee sollte man wegen der Röstprodukte (etwa Acrylamid) ebenfalls Abstand nehmen. Für *Milch* gilt: Sie ist kein Getränk, sondern ein Nahrungsmittel für Säuglinge (siehe weiter oben). Die besten Heilerfolge werden erzielt, wenn auch die Milch ganz weggelassen wird. Probieren Sie einmal aus, für wenigstens vier Wochen alle Milch und Milchprodukte wegzulassen. Falls Sie später doch Milch trinken, dann sollte diese wenigstens roh sein („Vorzugsmilch“) und möglichst nicht von Kühen stammen.

## Ausnahme für das Trinken von Säften

Beim Fasten oder bei Untergewicht ist es sinnvoll, frisch zubereitete grüne Gemüse- und Wildkräutersäfte (gepresst mit einer Grassaftpresse) zu trinken. (Man spricht dann vom Wildkräutersaftfasten.)

Sie können zur geschmacklichen Verbesserung mit frischen Karotten oder Rote-Beete-Saft gemischt werden. Mischen mit Obst ist nicht zu empfehlen, da dies zu Unverträglichkeiten führen kann. (Obst sollte, wenn überhaupt, nur auf nüchternem Magen und nicht gemischt mit anderen Lebensmitteln verzehrt werden.) Die Gemüse- und Wildkräutersäfte entsäuern, entgiften und bauen Muskelmasse auf statt ab. Sie stören den Fastenprozess nicht, sondern unterstützen ihn. Von gesalzenen Gemüsebrühen oder gekauften Obstsäften ist beim Fasten allerdings abzuraten. Frisch gepresste Obstsäfte können dagegen in verdünnter Form getrunken werden.

Jederzeit zu empfehlen sind Ganzpflanzen-Mixgetränke (*Green Smoothies*, grüne Cocktails). Nach dem feinen Mixen liegen die Pflanzenwirkstoffe in besser aufnehmbarer Form vor. (Auch zahnlose Menschen können auf diese Weise Rohkost zu sich nehmen.) Vertretbar sind außerdem kohlenhydratarme „Limonaden“, die sich mit kohlensäurehaltigem Mineralwasser, mit frisch gepresstem Zitronen- oder Orangensaft und mit Xylit oder Stevia-Sirup leicht herstellen lassen. Besonders Kinder trinken sie gerne.

## Besser biologisch erzeugte als konventionelle Nahrungsmittel

Wie wir in Teil I gesehen haben, enthalten wirklich biologisch angebaute Pflanzen und Produkte aus ökologischer Tierhaltung messbar weniger Schadstoffe als die Produkte aus konventioneller Landwirtschaft, dafür aber vielfach höhere Mengen an gesundheitsfördernden Wirkstoffen. Ein weiterer Pluspunkt ist die Schonung der Umwelt bei biologischer Produktion. Aus diesen Gründen empfehle ich, dass der überwiegende Teil Ihrer Lebensmittel aus zertifizierter biologischer Produktion stammen sollte – falls Sie sie nicht aus Wildsammlung oder aus dem eigenen Garten bekommen können.

### *Ist „bio" gleich „bio"?*

Inzwischen hat es sich herumgesprochen: Es gibt auch unter den „biologischen" Lebensmitteln Qualitätsunterschiede. Nahrungsmittel, die nur das Bio-Siegel der Europäischen Union aufweisen, sind nicht so hochwertig wie Produkte mit den Bio-Siegeln von Anbauverbänden wie *Naturland, Bioland, Demeter, AGÖL*. Denn die EU lässt teilweise den Einsatz von konventionellen Düngemitteln oder Futtermitteln zu. Auch die Verunreinigung mit genetisch veränderten Nahrungsmitteln wird weniger streng gehandhabt und die Tierhaltung unterscheidet sich deutlich: Nach EU-Bio-Siegel dürfen etwa doppelt so viele Hühner pro Bodenfläche gehalten werden wie bei den strengeren Bio-Verbänden. Im weltweiten Vergleich ist das Bio-Siegel der USA wiederum als weniger vertrauenswürdig einzustufen als das der EU; die Vermischung mit genveränderten Pflanzen ist dort unvermeidlich.

## Mehr Frisches als Erhitztes!

In Teil I haben wir gesehen: Rohe, frische Nahrungsmittel haben den höchsten Gehalt an gesundheitsfördernden Wirkstoffen und nativem Eiweiß. Durch Erhitzen werden diese entweder zerstört oder verringert oder zumindest in ihrer Struktur ungünstig verändert. Außerdem stellte sich bei Menschen mit schweren Krankheiten des Verdauungssystems (oder nach Teilentfernungen von Verdauungsorganen) heraus, dass enzymreiche Frischkost schneller und besser verdaulich ist als erhitzte Produkte, die keine Enzyme mehr enthalten. *Roher* Salat oder *rohe* Möhren beispielsweise verlassen den Magen schneller, als wenn sie erhitzt gegessen wurden. Das bedeutet:

Die beste Heilkost ist eine reine, hundertprozentige Frischkost ohne tierische Produkte, die einige Wochen lang (oder auch lebenslang) verzehrt wird. Damit sind wahre Wunder möglich (vgl. Teil I).

Für gesunde Menschen müssen allerdings nicht so strenge Maßstäbe gesetzt werden. Für sie empfehle ich:

Um die Versorgung mit einem Mindestmaß an lebenswichtigen, aber hitzeempfindlichen Vitalstoffen zu sichern, sollte der Frischkostanteil in der Ernährung gesunder Menschen mindestens 50 % betragen.

Wer *mehr* für sein Wohlbefinden tun will, kann den Frischkostanteil natürlich höher ansetzen oder sogar ausschließlich von Frischkost leben, sei es als mehrwöchige Kur oder lebenslang. Damit werden alle bekannten und noch viele unbekannte gesundheitsfördernde Wirkstoffe, die in frischen Lebensmitteln enthalten sind, in einem harmonischen Mengenverhältnis aufgenommen.

### Vorsicht bei Krankheit und Einnahme von Medikamenten!

Durch die Ernährungsumstellung normalisieren sich die Körperfunktionen, und dies um so schneller, je konsequenter sie umgesetzt wird. Das bedeutet, dass die Medikamente, die vorher möglicherweise jahrelang für bestimmte Krankheiten eingenommen wurden, in der Dosierung reduziert oder später auch ganz abgesetzt werden können. Dies gilt insbesondere für Blutdrucksenker, Entwässerungsmittel, Insulin und orale Antidiabetika, Antiasthmatika, Blutfettsenker, Abführmittel, Psychopharmaka und Hemmstoffe des Immunsystems. Vor allem Zuckerkranken sei allerdings *dringend empfohlen, die Messwerte (Blutdruck, Blutzucker, Blutfette etc.) mit Begleitung eines Therapeuten eng zu kontrollieren und die Einnahme entsprechend anzupassen.*

### Erhitzte Speisen – Kompromisse für Gesunde

Nehmen wir einmal an, Sie haben sich entschlossen, Ihre Ernährung in vielen Punkten umzustellen, wie in diesem Buch vorgeschlagen – aber Sie möchten doch noch nicht ganz auf Gekochtes, Gebratenes und Gebackenes verzichten. Diese erhitzten Nahrungsbestandteile „dürfen" dann immerhin bis zu 50 % Ihrer Ernährung ausmachen – sofern Sie gesund sind und mit der „grünen" Ernährung nicht eine (chronische) Erkrankung möglichst schnell auskurieren wollen. Sie können bei guter Gesundheit zusätzlich noch vielerlei essen, ohne Schaden zu nehmen, aber ich empfehle Ihnen dringend, die im Folgenden aufgelisteten Nahrungsmittel (oder Nahrungsbestandteile) zu vermeiden.

## *Was Sie generell vermeiden sollten*

- schnell aufnehmbare Kohlenhydrate (brauner und weißer Zucker, Kandiszucker, Fruchtzucker, Milchzucker, Traubenzucker, Malzzucker, Malzsirup, Sucrose, Ahornsirup, Zuckerrübensirup, Agavendicksaft, Apfeldicksaft, Melasse, Rohrzucker, Maltodextrin, Malz, Isomalt, Glukosesirup, Reissirup, Vollrohrzucker.
- Auszugsmehle und Produkte daraus: Weißbrot, Graubrot, Laugenbrötchen, Spätzle, Spaghetti, Lasagne, Pizza, Griesbrei, Pudding, Kuchen, Kekse, Zwieback ...
- geschälten Reis
- erhitzte (geröstete), ranzige oder alte Nüsse und Samen (auch Leinsamen auf dem Vollkornbrot)
- erhitzte, raffinierte Pflanzenöle, auch sogenannte Omega-3-Öle! (Schädliche Pflanzenöle finden sich versteckt auch in pflanzlichen Aufstrichen, Pestos, Fischkonserven, mit Öl eingelegten Oliven, in Keksen oder Gebäck allgemein!) Ausnahme: Palm- und Kokosfett ist erhitzbar.
- Sojaprodukte (ausgenommen fermentiertes Soja wie Miso, Natto, Tempeh)
- Getränke aus Plastikflaschen, Öl und Essig aus Plastikflaschen
- handelsübliche Limonaden, Fruchtsäfte, Diätgetränke
- künstliche Lebensmittelzusatzstoffe (Farbstoffe, Konservierungsstoffe)
- Süßstoffe (insbesondere Aspartam, Neotam und Sucralose)
- Glutamat (– in vielen Fertigprodukten und Würzen enthalten, auch als „Geschmacksverstärker" oder „Hefeextrakt" getarnt)

- genetisch manipulierte Nahrungsmittel (GMO) und Produkte daraus; auch Produkte von Tieren, die mit GMO gefüttert wurden – das sind in Deutschland immerhin 80 % aller Masttiere; radioaktiv bestrahlte Nahrungsmittel (manche Gewürze, Fertigprodukte)
- in Aluminiumfolie verpackte, aufbewahrte oder erhitzte Nahrungsmittel (– sie können schädliches Aluminium enthalten)
- geräucherte Nahrungsmittel (– sie enthalten oft polizyklische aromatische Kohlenwasserstoffe, die unter anderem Krebs erzeugen können)
- Schweinefleisch und Produkte daraus (– sie enthalten viel Schwefelsäure)
- mit Pökelsalz behandelte Fleischwaren (Achtung: gefährliche Nitrosaminbelastung)
- Produkte aus Massentierhaltung, auch Eier aus Käfig- oder Bodenhaltung oder konventionelle Eier aus Freilandhaltung
- konventionelle Milch und Milchprodukte, homogenisierte Milch (Empfehlung: Bio-Vorzugsmilch)
- Raubfische wie Thunfisch oder Barsch (zu hohe Schadstoffbelastung); Fische aus dem Nordpazifik (– sie akkumulieren radioaktive Teilchen aus der Reaktorkatastrophe von Fukushima); Krebse, Garnelen, Austern, Muscheln, Flunder, Rochen (– denn küstennahe Gewässer enthalten mehr Giftstoffe als die Hochsee); Fische aus konventioneller, also nichtökologischer Fischzucht („Aquakultur“), auch Zuchtsüßwasserfische wie Forellen (im Mastfutter können enthalten sein: Fischmehle, Fischöl, Blutprodukte, konventionelle Getreide, Genmais, Gensoja ...). Die einzigen Fische, die noch essbar sind, da weniger giftbelastet: Heringe, Sardinen, Makrelen, deutscher Seelachs sowie Wild-Süßwasserfische aus unbelasteten Gewässern (wie Bodensee). Hingegen: Süßwasserfische, die in der Hamburger Elbe oder im Rhein ab Basel abwärts geangelt wurden, sind schon kritisch zu sehen.

Außerdem sollten die folgenden Dinge *nicht* zu Ihrer Küchenausstattung gehören: Teflonpfannen (Teflon enthält Fluorverbindungen), Aluminiumgeschirr (Aluminium macht Schadstoffe giftiger), ein Induktionsherd (starke magnetische Wechselfelder) oder ein Mikrowellenherd (die Nahrung wird ungünstig beeinflusst; außerdem ist die zugelassene Leckstrahlung zu hoch).

## *Mindestempfehlung oder Kompromissformel für Gesunde:*

Der Frischkostanteil sollte mindestens 50 % Ihrer Gesamtnahrung ausmachen. *Mehr* ist besser.

- Ihr Frischkostanteil sollte zudem mindestens 50 % grüne Blätter enthalten, damit also reichlich Chlorophyll. Wildpflanzen sollten mit einbezogen werden.
- Ein Teil der Nahrung kann mit Wasser fein gemixt (*Green Smoothies*) oder durch den Fleischwolf gedreht verzehrt werden.
- Die Frischkost sollte *vor* den erhitzen Speisen verzehrt werden, da sie so besser und schneller verdaut wird.

  Vermeiden sollten Sie: Zucker und zuckerhaltige Nahrungsmittel, Sirup, geschälte Getreideprodukte, Auszugsmehl, Honig.

## *Schwerkranke und alle, die mehr Power haben wollen – grün essen* ohne *Kompromisse!*

- Für Schwerkranke und für alle, die mehr erreichen wollen (auch für Leistungssportler), gelten die Kompromissmöglichkeiten für Gesunde nicht. Ihnen möchte ich empfehlen, sich *hundertprozentig* von vitalstoffreicher, rein pflanzlicher Frischkost zu ernähren, ohne Tierprodukte (auch ohne Magerquark), salzarm und kohlenhydratarm.
- Vor den Mahlzeiten können Sie schluckweise eine Bitterteemischung trinken (Wermut, Tausendgüldenkraut) – das regt die Verdauung an.

### *Weitere Empfehlungen für diese heilkräftige Ernährungsform:*

- 80–100 % der Nahrung sollten *oberhalb* der Erde gewachsen sein; davon sollten mindestens 50 % grüne Blätter sein.
- Der Rest von 0–20 % der Nahrung sollte bestehen aus: rohen Wurzeln, rohen Pilzen, eingeweichten oder angekeimten Samen und (wenigen) Nüssen, Keimlingen, frischen Beeren. Früchte: möglichst wenige und nüchtern für sich alleine gegessen; kohlenhydratarme Sorten bevorzugen (Zitronen, Blutorangen, Grapefruit, Tomaten). Trockenobst: möglichst wenig, besser keins. Fett und Öle: müssen nicht sein; und wenn sie doch verzehrt werden, dann kalt geschlagene Produkte verwenden. (Fette und Öle machen Salat schwerer verdaulich.)

Diese kurförmige intensive Ernährungsweise sollte anfangs (2 bis 4 Wochen) kompromisslos eingehalten werden. Das fällt leichter, wenn man vorher alles nicht Erwünschte aus dem Haushalt verbannt (Süßigkeiten, Käse, Streichcremes, Brot …). Es ist ähnlich wie bei der Raucher- und Alkoholikerentwöhnung: Je konsequenter die Durchführung, desto besser die Heilwirkung, meist schon nach 2 Wochen!

Die Wirkung ist insgesamt ähnlich wie beim Fasten – eine Verjüngung und Kräftigung, nur ohne Hungerkur. Darmeinläufe und Colon-Hydro-Therapie unterstützen die Umstellung und Entgiftung. Manchmal kann es zu Entgiftungskrisen kommen. (Durch die frischen Wirkstoffe werden vermehrt Gifte aus den Körperdepots mobilisiert, auch Fettgewebe wird abgebaut und die darin abgelagerten Schadstoffe werden freigesetzt.) In diesen Fällen sollte man reichlich Chlorella, Hafergraspulver, natriumarme Basenpulver, Heilerde, Kohletabletten oder Heilmoor einnehmen und regelmäßig Darmeinläufe durchführen.

Die Entgiftungsreaktionen werden mit der Zeit abnehmen, dafür wächst das Gefühl der Kräftigung und Energie. Es mag sich seltsam anhören, aber nicht wenige bemerken dann auch eine tiefere Verbundenheit und Liebe zur Natur, zum Universum und zu Mitgeschöpfen.

## Mögliche Unverträglichkeiten oder: Falls Sie etwas nicht gut vertragen ...

Die Verdauungsleistung wird durch frischkostreiche Ernährung zunehmen. Die Erfahrung mit Kranken und Schwerkranken lehrt: Anfangs können sich Unverträglichkeiten oder Blähungen einstellen, die aber unbedeutend sind und keinen Krankheitscharakter haben. Unverträglichkeitsreaktionen können auch durch folgende Fehler in der Zubereitung entstehen:

### *Ungünstige Kombinationen*

Mit der Ernährung verhält es sich wie mit einem Orchester: Wenn nur ein einziger von vielen Musikern falsch spielt, wird der Gesamteindruck, der Klang des aufgeführten Stücks, die Harmonie gestört. Genauso ist es mit Ihrer Nahrung. Sie können sich noch so konsequent auf gesunde Lebensmittel beschränken – aber *ungünstig kombiniert* werden sie nicht gut vertragen. Oder Sie können noch so viele Salate, Wildkräuter, Gemüse, Samen und Ähnliches essen – und dann trinken Sie nur *einmal* einen gekauften Obstsaft oder essen Kekse, Kuchen, Süßigkeiten – und schon wird die Verdauung gestört, oft erst nach einer Verzögerung von 1 bis 3 Tagen.

### *Roh plus erhitzt*

Wenn in *einer* Mahlzeit erhitzte und rohe Speisen gleichzeitig verzehrt werden, kann es bei besonders verdauungsempfindlichen Menschen zu Unverträglichkeiten kommen. In diesem Fall sollte man in *einer* Mahlzeit entweder nur rohe Nahrung oder nur erhitzte Nahrung zu sich nehmen. Da aber zur Heilung die Wirkstoffe von *rohen* Lebensmitteln notwendig sind, sind Mahlzeiten, die nur aus rohen Zutaten zusammengestellt sind, günstiger zu bewerten.

## *Obst, Honig, Trockenobst*

Diese Nahrungsmittel können die gesamte gesunde Kost unverträglich machen, besonders dann, wenn sie in erhitzter Form oder als Saft genossen werden. Sie enthalten – genauso wie Süßigkeiten – viel Zucker. In der Kombination mit Stärke oder komplexen Kohlenhydraten neigen sie zur Gärung, die zu Unverträglichkeiten führen kann. Eine schwer verdauliche Kombination besteht beispielsweise aus Karotten oder Rote Beete kombiniert mit geriebenen Äpfeln oder Honig (oder Zucker). Mischungen von grünen Blättern mit Obst werden dagegen oft besser vertragen.

Trockenobst ist als Süßigkeit anzusehen und nach Möglichkeit zu vermeiden. Seine Eigenschaft, Karies zu verursachen, ist noch „wirksamer" als die von Fabrikzucker, da es stärker an den Zähnen haften bleibt.

Grundsätzlich ist Obst für Heilungsprozesse nicht notwendig: Es enthält im Vergleich zu Gemüse, Blattsalaten oder Wildpflanzen deutlich weniger gesundheitsfördernde Wirkstoffe. Zwar schmeckt Obst vielen Menschen gut, aber bei Untergewicht oder Verdauungsschwäche, bei zu wenig Muskelmasse oder Neigung zum Frieren sollte man auf Obst lieber ganz verzichten, besonders in der kalten Jahreszeit. Und falls man doch einmal Obst essen möchte, sollte man *alte* Sorten bevorzugen und solche, die nicht besonders süß sind.

## *Rohkost plus Fabriknahrungsmittel*

Mit der pflanzlichen Frischkost werden natürlich auch viele hochwertige Ballaststoffe aufgenommen, die die Darmflora positiv beeinflussen. Ein häufiger Fehler: Wenn dann auch nur kleine Mengen an Fabrikzucker gegessen werden, etwa ein zuckerhaltiger Keks als Nachtisch, dann können (gegebenenfalls mit einer Verzögerung von 1 bis 3 Tagen) Verdauungsbeschwerden auftreten. Wahrscheinlich wird die neue Darmflora durch den Zucker aus dem Gleichgewicht gebracht und produziert daraus schädliche Stoffwechselprodukte (zum Beispiel Gärungsprodukte).

### *Getreide, Samen, Nüsse, Müsli*

Getreide ist immer schwerer verdaulich und im eigentlichen Sinn keine Nahrung für den Menschen (sondern für Nager und Vögel). Es enthält zu viele Kohlenhydrate in Form von Stärke sowie Fraßschutzstoffe, die den Getreidekeim vor vorzeitigem Auskeimen und Aufgefressenwerden schützen. Diese Schutzstoffe behindern auch die Funktion unserer Verdauungssäfte. Es stellte sich heraus, dass besonders die Kombination von Obst, Zucker, Honig oder Trockenobst mit Getreide (roh oder erhitzt) sehr schwer verdaulich ist. Falls Sie trotzdem Getreide essen möchten, sollten Sie es in Vollkornqualität oder in gekeimter Form (dabei werden die Fraßschutzstoffe und Kohlenhydrate abgebaut) oder nur mit Gemüsen kombiniert verzehren. Meist werden *glutenfreie* Getreide oder Körner (Quinoa, Hirse, Amaranth, Buchweizen, Mais, Reis) besser verdaut als Getreidearten, die den Kleberstoff Gluten (oder Avenin) enthalten (Dinkel, Weizen, Kamut, Hafer, Emmer, Einkorn, Grünkern, Roggen, Gerste).

Samen und Nüsse sind in eingeweichter oder gekeimter Form besser verträglich, aber auch sie enthalten grundsätzlich Fraßschutzstoffe. Viele Nüsse enthalten auch Schimmelgifte. Verdauungsschwache und schwerkranke Menschen sollten auf Getreide, Samen und Nüsse anfangs ganz verzichten oder sie zumindest stark reduzieren. Eine Ausnahme stellt Leinsamen dar, der als Müsligrundlage im Gegensatz zu Getreide besser verträglich ist.

### *Falsche Zubereitungen*

Falls Sie wirklich noch erhitztes Gemüse essen möchten, sollten Sie beim Erhitzungsvorgang kein Fett oder Öl zusetzen. Denn beim Erhitzen dringt das Fett oder Öl in die feinen Poren der Nahrung ein. Es kann dann von den Verdauungsenzymen nur schwer herausgelöst werden. Deshalb werden Sie mit Fett gekochte Kohlarten, Gemüse, Getreide oder Wurzeln immer schlechter vertragen als Speisen, bei denen das Fett erst nach dem Kochprozess hinzugefügt wurde. Dagegen können Fleisch oder Fisch in Fett gebraten werden, denn beim Bratvorgang treten meist sogar Wasser und Fett aus dem Braten heraus und die Poren werden verschlossen. Somit wird das Fleisch selbst oft gut vertragen, während die die Bratsoße Probleme bereiten kann. Allerdings sollten Fleischspeisen und vor allem Wurst grundsätzlich möglichst selten oder besser gar nicht verzehrt werden.

Auch Salate, die mit Essig und Öl zubereitet wurden, sind schwerer verdaulich als ohne diese Soße. Dies trifft besonders dann zu, wenn die Salatsoße längere Zeit in Kontakt mit den Blättern hatte und in die Poren eingezogen ist.

*

Von Patienten mit Erkrankungen des Verdauungsapparates (Geschwüre, chronische Entzündungen, Durchfall, Krebs, Zustand nach Magen- oder Darmteilentfernung, Enzymmangel, Magensenkung, chronischer Reizmagen, Sodbrennen, Divertikulose) wird rohe Nahrung besser vertragen und verdaut als die üblichen Schonkostarten. Selbst untergewichtige Personen nehmen wieder zu, falls der Obstanteil nicht zu hoch ist (sonst ist das Gegenteil der Fall). Schwer Erkrankte profitieren stärker, wenn ihr Rohkostanteil auf 100 % gesteigert wird.

Unverträglichkeiten können auch hier durch *falsche Kombinationen* verschiedener Nahrungsmittel entstehen. Besonders Zucker (auch brauner Zucker, Ahornsirup, Melasse, Milchzucker, Fruchtzucker, Traubenzucker, Birnen- und Apfeldicksaft, Honig und Trockenfrüchte), Obst- und Gemüsesäfte und gekochtes Obst machen eine gesunde Ernährung schwerer verträglich. Sie sollten besonders während der Umstellungsphase unbedingt gemieden werden.

Bei schweren Erkrankungen des Verdauungssystems können schon *kleine* Mengen von erhitzter Nahrung (kombiniert mit Rohkost) zu Unverträglichkeiten führen. Auch das Mischen von Obst mit Getreide oder Gemüse führt meistens zu Unverträglichkeiten. Manche Menschen vertragen in der Umstellungsphase keine Getreideprodukte (Brot, Müsli, Nudeln usw.), insbesondere keine glutenhaltigen Getreide (Weizen, Roggen, Gerste, Hafer, Dinkel, Kamut). Die Darmflora ist ein Spiegel unserer Ernährung. Bei Umstellung auf Vollwert- oder Rohkost stellt sich die Darmflora um, was zu verstärkter Blähungsneigung führen kann. Dieser Prozess dauert etwa vier Wochen.[48]

### *Unterzuckerung – Überzuckerung*

Zustände der Unterzuckerung (Hypoglykämie) werden bei der hier vorgestellten Ernährungsform der Vergangenheit angehören. Dann wird – selbst wenn Sie einmal zwei oder drei Tage nichts essen – keine Unterzuckerung mehr auftreten. Ihr Körper ist dann nämlich in der Lage, einen konstanten Blutzuckerspiegel zu erzeugen, auch wenn er keine regelmäßigen Mahlzeiten bekommt. Ihr Körper lernt, bei Nahrungspausen die Energie und den Blutzucker durch Verbrennung von Fett oder Speicherkohlenhydraten bereitzustellen.

Auch die krank machende Blutzucker*erhöhung* verschwindet. Eine Ausnahme bilden Typ-I-Diabetiker, die wegen zerstörter β-Zellen der Bauchspeicheldrüse kein oder zu wenig Insulin produzieren. Sie benötigen nach der Ernährungsumstellung zwar deutlich weniger Insulin, als sonst gewohnt (weil die Insulinresistenz abnimmt). Doch in den meisten Fällen kann nicht ganz auf die Insulingaben nach den Mahlzeiten verzichtet werden. Denn falls nach einer Mahlzeit kein Insulin gegeben (oder alternativ Kraftsport ausgeübt) wird, kann der Blutzucker doch in zu hohe Bereiche steigen. Manche Typ-I-Diabetiker haben auch noch eine Restaktivität der β-Zellen; sie können manchmal die Insulindosis ganz weglassen, wie Erfahrungen in meiner Praxis zeigen.

## Chlorophyll – der wichtigste Nahrungsbestandteil

Hier kommen wir zum zentralen Wirkstoff der von mir empfohlenen Ernährungsform: Das (rohe) Chlorophyll, der grüne Pflanzenfarbstoff, ist die ursprünglichste, wichtigste und am meisten gesundheitsfördernde Komponente in der Nahrung. Zu Chlorophyll und chlorophyllreichen Pflanzen gibt es einige wissenschaftliche Studien. Demnach bindet Chlorophyll Gifte, es macht Erreger unschädlich, steigert alle Lebensfunktionen, beseitigt Körpergerüche, fördert die Wundheilung und Durchblutung und enthält ein wahres Feuerwerk an aktiven Wirkstoffen, Eiweißen, Fettsäuren und Pflanzenhilfsstoffen. Chlorophyll ist chemisch gleich aufgebaut wie unser roter Blutfarbstoff (Hämoglobin) – nur enthält Chlorophyll Magnesium, das Hämoglobin dagegen Eisen.

Meine Empfehlung: Ihre Frischkost sollte zu mindestens 50 % aus grünen, also chlorophyllhaltigen rohen Blättern zusammengesetzt sein – je mehr davon, desto besser!

Klar sollte sein: Nüsse, Getreide, Früchte, Beeren, Gemüse (auch grüne Paprika oder grüne Gurken), Wurzeln, Pilze … und natürlich Fleisch, Wurst, Fisch, Eier, Milch und Milchprodukte … – sie alle enthalten selbstverständlich kein Chlorophyll oder nur sehr wenig! Ihr gesundheitlicher Wert ist daher nachrangig, weil weniger hoch. Das Geheimnis schneller Heilerfolge und großer Leistungssteigerung liegt im rohen Chlorophyll. Also:

Schalten Sie Ihre „Ernährungsampel" auf Grün: Essen Sie grün! In jeder Mahlzeit sollte etwas Grünes enthalten sein. Falls Sie auf Reisen sind und Ihr Essen nicht selbst zubereiten können, greifen Sie auf rohes Chlorophyll aus Chlorella, Spirulina, Hafergras und anderen Grasquellen zurück.

# 14 Wildpflanzen – meine besondere Empfehlung

Gute „Lieferanten“ für Chlorophyll sind neben Chlorella-Algen und Spirulina die Wildpflanzen. Sie sind den Kulturpflanzen an gesundheitsfördernden Inhaltsstoffen weit überlegen. Die Brennnessel beispielsweise hat mehr als 10 Mal mehr Eiweiß, 15 Mal mehr Calcium, 7 Mal mehr Eisen, 25 Mal mehr Vitamin C, 5 Mal so viel beta-Carotin und 6,5 Mal mehr Magnesium als Kopfsalat. Wildpflanzen enthalten alle lebenswichtigen Nährstoffe und sogar alle Fettsäuren in ausreichender Menge. Gegenüber den Kulturpflanzen sind auch deutlich mehr Bitterstoffe, Gerbstoffe, Pflanzenhormone und andere gesundheitsfördernde Wirkstoffe enthalten. Wenn Sie sie erstmals kennenlernen, schmecken sie Ihnen anfangs vielleicht zu bitter oder unangenehm. In diesem Fall mischen Sie sie dezent unter angebaute Salatpflanzen und Gemüsefrüchte. Nach einiger Zeit der Ernährungsumstellung ändert sich das Geschmacksempfinden und es ist nicht selten, dass man richtig Appetit auf die puren Wildpflanzen entwickelt. Gewaschen halten sich Wildpflanzen im Kühlschrank etwa 3 bis 5 Tage, sodass auch auf Vorrat gesammelt werden kann.

Wildpflanzen wachsen von selbst, kosten nichts und sind fast das ganze Jahr über verfügbar, ohne dass sie mit viel Aufwand angebaut, gedüngt, gegossen oder gespritzt werden müssten. Im Gegenteil, in vielen Gärten wachsen sie sogar als heftig bekämpftes „Unkraut“. Es gibt eine Vielzahl von schmackhaften und gesunden Wildpflanzen in Ihrem Umkreis. Für den Anfang reicht es meist schon aus, wenn Sie wenigstens die drei bis fünf in Mitteleuropa am häufigsten vorkommenden Wildpflanzen näher kennenlernen. Für Zeitgenossen mit sehr wenig Zeit zur Nahrungsbeschaffung und ohne Zugang zur Natur gibt es auch im Versandhandel frische Wildpflanzen oder aber Graspulver in Rohkostqualität. (Informationen über Bezugsquellen: siehe Anhang)

Die im Folgenden beschriebenen Wildpflanzen und Baumblätter sollten Sie kennen. Sie kommen in der Natur zum Teil sehr häufig vor und sind praktisch in ganz Mitteleuropa verfügbar.

### 1. *Löwenzahn* (Taraxum officinale)

Er wächst auf Wiesen, Äckern und Weiden und selbst in den Alpen auf bis zu 2700 m Höhe. Er ist fast ganzjährig, von Februar bis Dezember verfügbar (falls bis dahin kein Schnee fällt). Löwenzahn ist ein mehrjähriges Kraut. Er hat eine große, lange Wurzel (bis 2 m) und kann damit der Dürre und dem Frost trotzen. Nach dem Umgraben ist er oft wieder eines der ersten „Unkräuter" im Garten. Löwenzahn enthält das Achtfache an Vitamin C, das Fünffache an Eiweiß und doppelt so viel Magnesium und Kalium wie Kopfsalat. Er ist in der Volksmedizin ein altbekanntes Heilkraut. Mit seinen Bitterstoffen ist er gut für Magen, Darm, Bauchspeicheldrüse, Leber, Galle, Niere, zur Entgiftung und Entschlackung. Er hilft gegen Diabetes, Übergewicht, Untergewicht und Gicht. Es ist sehr basisch, stimuliert die Verdaungstätigkeit und sorgt für eine gesunde Darmflora.

Alles am Löwenzahn ist essbar, aber bitte verschonen Sie die Wurzel, sonst stirbt die Pflanze ab. Höchstens bei dichten Beständen dürfen Sie den Löwenzahn auch „stechen", wie es die Franzosen traditionell im Frühjahr machen, oder mit Wurzel verwenden. Sie

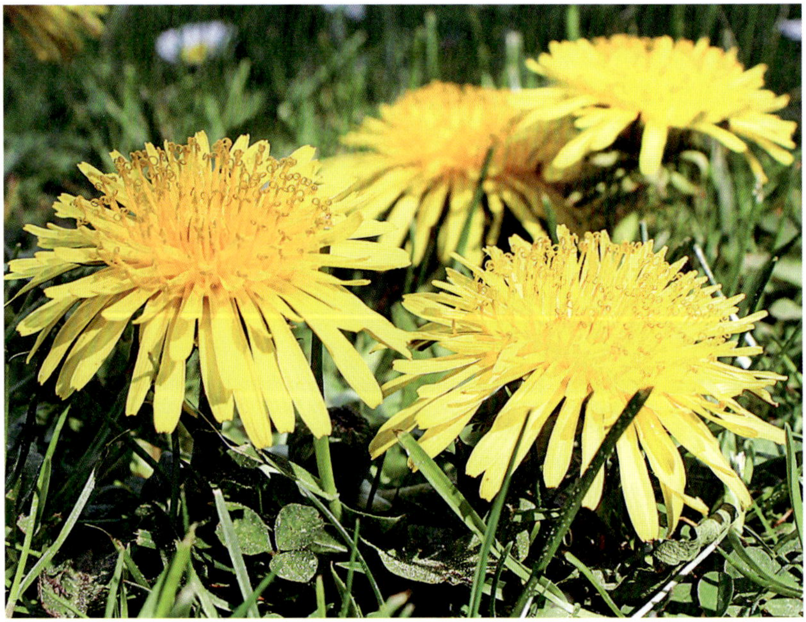

können auch die gelben Blüten und den Blütenstil essen – diese sind nicht giftig (wie oft behauptet wird). Es ist sinnvoll, ihn im Garten oder Rasen oder in tiefen Blumenkästen wachsen zu lassen. Denn er dient nicht nur den Menschen als kostenloses Lebens- und Heilmittel, sondern auch Bienen, Schmetterlinge und andere Insekten freuen sich über ihn. Ein Tipp: Die *jungen* Löwenzahnblätter schmecken besser als die alten. Um immer wieder junge Blätter zu haben, sollten Sie ihn schneiden. Aber bitte auch alten Löwenzahn stehen lassen, bis die Samen ausgreift und verteilt sind („Pusteblume“). So kann er sich vermehren.

Es gibt einige Pflanzen, die ähnlich geformte Blätter aufweisen wie Löwenzahn. Praktisch alle sind essbar. Am häufigsten finden sich die Blätter von Wiesenpippau und Ferkelkraut (– sie sind im Gegensatz zu Löwenzahn fein behaart) und von Herbstlöwenzahn (– diese Blätter sind schlanker, nicht behaart; Stiel und Blüte des Herbstlöwenzahns sind schmaler). Herbstlöwenzahn hat weniger Bitterstoffe als der Löwenzahn und seine Blätter schmecken deshalb auch „Wildpflanzenanfängern“ auf Anhieb gut.

## *2. Spitzwegerich (*Plantago lanceolata L.*)*

Er wächst auf lehmigen Wiesen, Rasen, Äckern und Weiden und bis auf 1900 m Höhe über dem Meer. Er ist von März bis November verfügbar und wird bis zu 50 cm hoch.

Spitzwegerich ist eine der ältesten Heilpflanzen. Er wirkt gegen Bakterien und reinigend. Frische Blätter werden als Auflage bei Verletzungen, Wunden, Hautentzündungen, Schwellungen, Verbrennungen und Insektenstichen verwendet. Auch Augenentzündungen sprechen gut auf Spitzwegerichsaft oder Tee an. Innerlich wirkt er bei Entzündungen der Atemwege, des Mundes, des Zahnfleischs und des Rachens. Er findet auch Anwendung bei Entzündungen des Magens und Darms sowie der Harnwege. Der Kräuterpfarrer Künzli aus der Schweiz verwendet Spitzwegerich (und andere Wegericharten) auch zur Kräftigung und Blutbildung.

Alles am Spitzwegerich (und anderen Wegericharten) kann verwendet werden. Besonders gut schmecken die jungen Blätter sowie

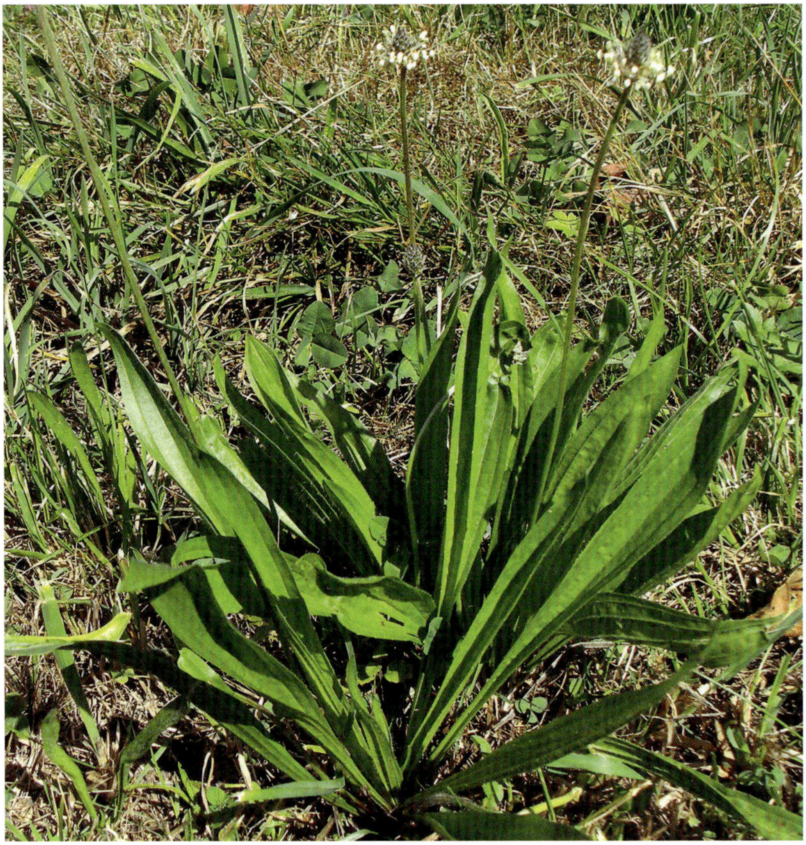

die Blütenknospen. Sie haben einen champignonartigen Geschmack. Als Zutat zu Salatmischungen und Smoothies ist Spitzwegerich sehr empfehlenswert. Feinschmecker schätzen auch den nussig schmeckenden Samen, der zwischen August und Oktober gesammelt werden kann. Aus einer Wegerichart wird übrigens der bei uns bekannte Flohsamen gewonnen.

## *3. Brennnessel* (Urtica dioica L.)

Sie wächst besonders auf stickstoffhaltigen Böden im Umkreis von Siedlungen oder Komposthaufen. Es ist eine mehrjährige Pflanze, die sich durch Wurzelausläufer und Samen vermehrt. Ab April bis Oktober ist sie in Mitteleuropa verfügbar; in den Südalpen wächst sie bis auf 3000 m.

Die Brennnessel hat harntreibende Wirkung und wird traditionell bei rheumatischen Beschwerden, Gicht, Verdauungsleiden (Galle, Bauchspeicheldrüse) und Nierenbeschwerden verwendet, die Samen

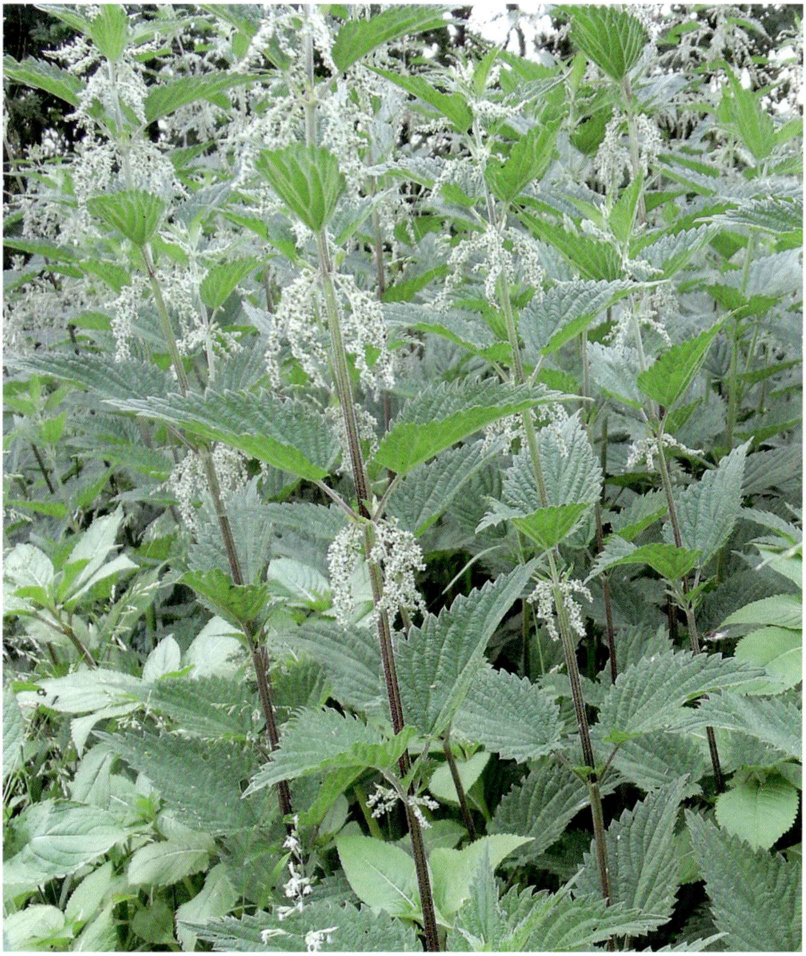

auch bei Impotenz und Unfruchtbarkeit. Blutreinigungs- und Entgiftungskuren beinhalten neben Löwenzahn oft auch Brennnessel. Äußerlich angewendet wird der Saft oder Extrakt bei Hautleiden, Schuppen und Haarausfall.

Alles von der Brennnessel ist essbar. Brennnesselkraut, also Blätter mit Stängel, Blüten und auch Samen dienen als gute Grundlage für grüne Cocktails. Hierbei werden etwa 10 cm von den Spitzen mit Handschuhen und Messer geerntet. Nach dem Waschen können sie direkt in einen Mixer oder Fleischwolf gesteckt und zu Mus verarbeitet werden. Dann stechen sie nicht mehr und haben einen spinatartigen Geschmack. Man kann die Brennnesselblätter auch mit einem Nudelholz oder mit einer Flasche walken und dann wie gewöhnliche Blätter unter Salate mischen. So stechen sie ebenfalls nicht mehr.

Vor dem Sammeln von Brennnesseln kann man mit dem Handschuh oder einem langen Messer (z. B. Brotmesser) über die Brennnesseln streichen. So fallen einige Insekten von den Blättern herunter. Manche Rohköstler verwenden allerdings die Brennnessel auch dann, wenn an deren Stielen Läuse oder Ameisen sitzen. Sie argumentieren, dass diese Insekten die Nahrung mit Vitaminen und Eiweißen aufwerteten. Bei manchen mag Ekel vor dem Verzehr von Insekten aufkommen, aber nüchtern betrachtet erscheint mir das Essen von Insekten einfacher als das von Schweinen, Rindern oder Lämmern …

Im Herbst kann man die Brennnesselsamen abstreifen und trocknen. Die Brennnesselpflanze lässt sich im Sommer leicht auf dem Dachboden (ausgelegt auf Leintüchern) oder draußen im Schatten trocknen. Die getrockneten und zerriebenen Blätter und Samen dienen im Winter als vorzüglich schmeckende Zugabe zu Salaten und Gemüse. Manche breiten damit und mit einer Mischung aus anderen getrockneten Kräutern ihr eigenes Kräutergewürz zu.

Achtung: Es ist bekannt, dass die Brennnessel für das Leben von etwa 40 Schmetterlings- und Falterarten wichtig ist. Daher sollten an einem Brennnesselstandort nie alle Brennnesseln vollständig geerntet werden. Auch Brennnesseln, an denen Schmetterlingsraupen hängen, sollte man stehen lassen.

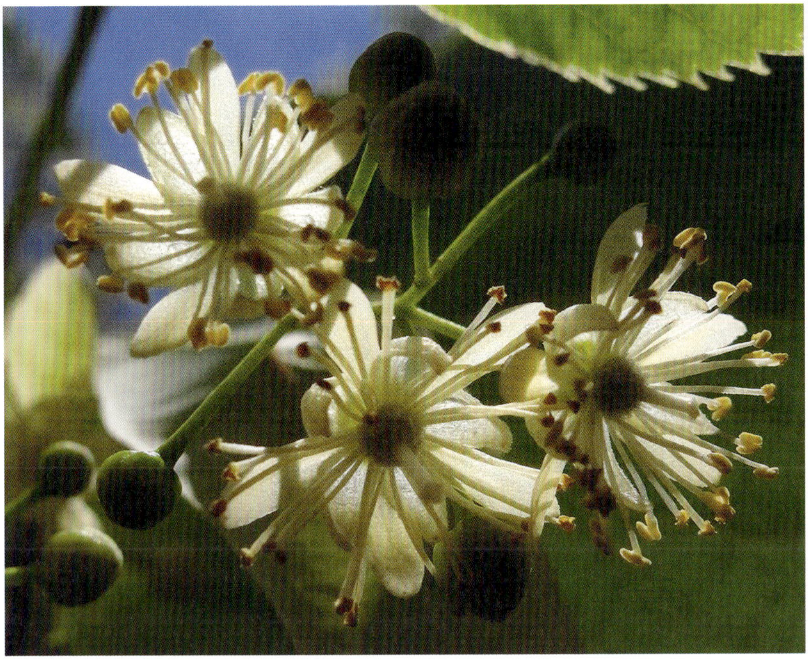

### *4. Lindenblätter und -blüten*
### (Tilia platyphyllos Scop. = *Sommerlinde,*
### Tilia cordata Mill. = *Winterlinde)*

Die Linde ist ein Baum, der bis zu 35 m hoch werden kann. Sie wächst besonders häufig an nährstoffreichen und wintermilden Standorten und kann bis zu 1000 Jahre alt werden. Am besten schmecken die Blätter und Blüten der Winterlinde. Sie blüht etwas später als die Sommerlinde hat im Gegensatz zu dieser kleinere und unbehaarte Blätter. Von Februar (Blattknospen) bis August/September (Blätter, Samen) kann man sie gut verwenden.

Die Blüten der Linde (alle Arten) werden in der Volksmedizin eingesetzt bei Husten, Infekten, Schlaflosigkeit, Bluthochdruck, Stress und Angst. Sie wirken schweißtreibend und beruhigend. Verzehrt werden Knospen, Blätter, Blüten und Samen. Die jungen Knospen und Blätter schmecken am besten. Da der Geschmack sehr mild und angenehm ist, werden sie auch von „Wildpflanzeneinsteigern“ gerne gegessen. Die Blätter kann man als Zugabe oder als Grundlage eines

Mischsalats verwenden. Auch für Smoothies eignen sie sich, zusammen mit Blüten und Samen.

Auf der Unterseite der Lindenblätter finden sich manchmal unscheinbare, weiß-durchsichtige Blattläuse. Sie produzieren zuckerhaltige Sekrete, die auf die Oberseite der darunterliegenden Blätter des Baumes tropfen. Erfahrene Wildpflanzenkenner verwenden gerade diese, ohne die Läuse zu entfernen, weil die Blätter dann angenehm süß schmecken.

Im Sommer können die Blätter von Lindenbäumen, die in der Nähe von Straßen stehen, grau oder sogar schwarz gefleckt sein. Dies rührt von Abgaspartikel-Ablagerungen her, die sich besonders auf den behaarten Blättern der Sommer- und der Silberlinde und auch auf den klebrigen Blättern von mit Läusen befallenen Lindenbäumen festsetzen. Sie sollten *nicht* gegessen werden – führen uns aber auch drastisch vor Augen, welch verschmutzte Luft wir in belasteten Gebieten täglich einatmen.

Noch ein Tipp: Wenn man Glück hat, finden sich an den Stämmen der Linden gerade *Triebe*, deren Blätter besonders mild schmecken. Es empfiehlt sich, diese Stammtriebe nicht radikal herunterzuschneiden. Sie können besonders die Einsteiger unter Ihnen auf den Geschmack bringen. Der Geheimtipp dabei ist die Sommerlinde.

### *5. Giersch*
### *(auch Geißfuß genannt;* Aegopodium podagraria L.*)*

Er wächst in schattigen Lagen, unter Bäumen, bis auf 1300 m Höhe. Er kann mit Blütenstand bis zu 90 cm hoch werden und ist von März bis Oktober verfügbar.

Giersch wirkt innerlich harntreibend und krampflösend und wird auch bei Rheuma oder Gicht eingesetzt. Äußerlich wird das frisch gequetschte Kraut bei Insektenstichen und Verbrennungen verwendet.

Vom Giersch können alle Pflanzenteile verwendet werden. Besonders gut schmecken die jungen Blätter mitsamt den Stängeln sowie die Blüten. Bei wiederholtem Schneiden kann man diese während der ganzen Vegetationsperiode ernten. Giersch schmeckt ähnlich wie die verwandte wilde Möhre oder Petersilie. Er eignet sich hervorragend

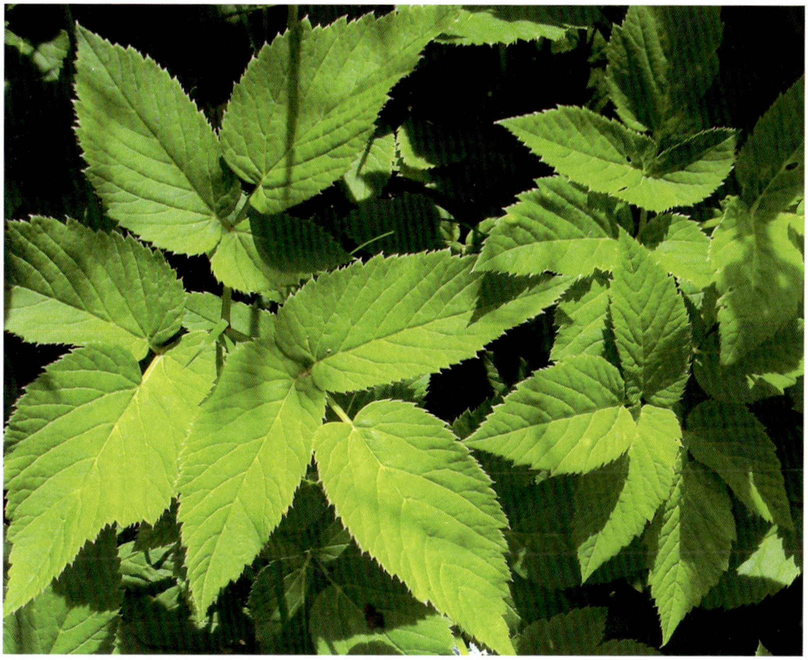

als Zugabe in Salaten und als Grundlage von Wildpflanzensmoothies. Zusammen mit Bärlauch durch einen Fleischwolf gedreht und dann mit Olivenöl und wenig Salz gemischt, ergibt er ein delikates Pesto. Getrocknet und zerrieben eignet er sich auch im Winter als Salatgewürz.

## *6. Vogelmiere (*Stellaria media agg.*)*

Sie ist ein einjähriges Kraut, das auf nährstoffreichen Böden wächst, bis auf 1900 m Höhe über dem Meer. Besonders im Garten ist sie eines der als erste wachsenden „Unkräuter"; sie ist von März bis (manchmal) Dezember verfügbar. Sie kriecht sozusagen am Boden entlang und kann vereinzelt wie ein Teppich den Boden bedecken.

Die Vogelmiere wurde als Kräftigungsmittel dem Hühnerfutter untergemischt. Volksmedizinisch wird sie bei Leberbeschwerden, Krämpfen, Untergewicht, Augenentzündungen, Rheuma, Blasenentzündungen, Lungenerkrankungen und Husten eingesetzt. Äußerlich

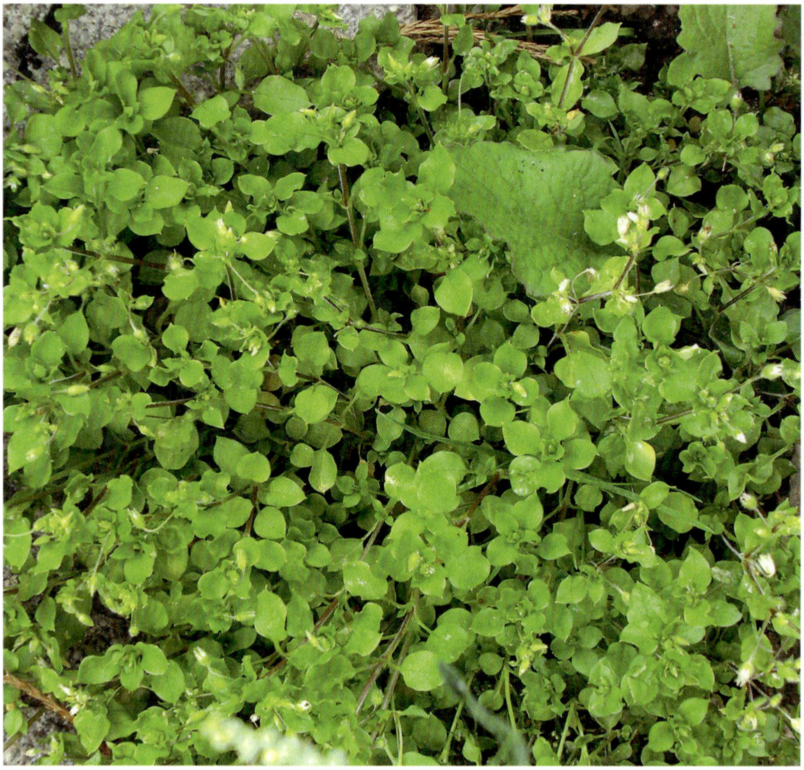

kann sie in Form eines Umschlags auf Schürfwunden, Verbrennungen und Hautausschlägen eingesetzt werden.

Alle Pflanzenteile schmecken hervorragend, ähnlich wie Portulak oder zarter Spinat. Die Vogelmiere eignet sich wie die Lindenblätter als Grundlage eines Salats. Die Samen keimen sehr schnell, sodass man sie auch im Winter in Balkonkästen kultivieren kann. Selbst unter Schnee findet sich die grüne Vogelmiere mit ihren kleinen, sternartigen weißen Blüten. Man schneidet die Pflanze so, dass nur die frische, obere, grüne Schicht des oft den Boden bedeckenden Teppichs geerntet wird. (Die bodennahen Stängel sind oft schon braun oder faulig.)

## *7. Wiesen- und Klettenlabkraut* (Galium mollugo agg. *und* Galium aparine agg.)

Das Labkraut wächst auf Wiesen, an Wald- und Gebüschrändern bis auf eine Höhe von 1700 m (Klettenlabkraut nur bis 1000 m). Es ist ein mehrjähriges Kraut, das mit seinen Blütenständen bis zu 80 cm hoch wird. (Das Klettenlabkraut ist einjährig und wird bis zu 1,50 m hoch.)

In der Volksmedizin wird Labkraut zur Anregung der Nierentätigkeit bei Nierenkrankheiten und als harntreibendes Mittel eingesetzt. Es wirkt gegen Übersäuerung (wie alle Wildpflanzen außer Sauerampfer und Sauerklee). Auch bei Erkrankungen der Verdauungsorgane und bei Krebs wurde es schon eingesetzt. Das Wiesenlabkraut, von dem alle Pflanzenteile essbar sind, ist fast das ganze Jahr über verfügbar, auch unter Schnee. Besonders die jungen Pflanzen schmecken delikat und dienen als Grundlage für Salate und Smoothies. Das Klettenlabkraut schmeckt genauso gut, nur stören die feinen Klettenhaare und die Tatsache, dass das Kraut gerne an anderen Oberflächen haftet, also klebrig erscheint. Dies kann durch Wälzen mit einem Nudelholz (oder mit einer Glasflasche) oder durch Mixen behoben werden.

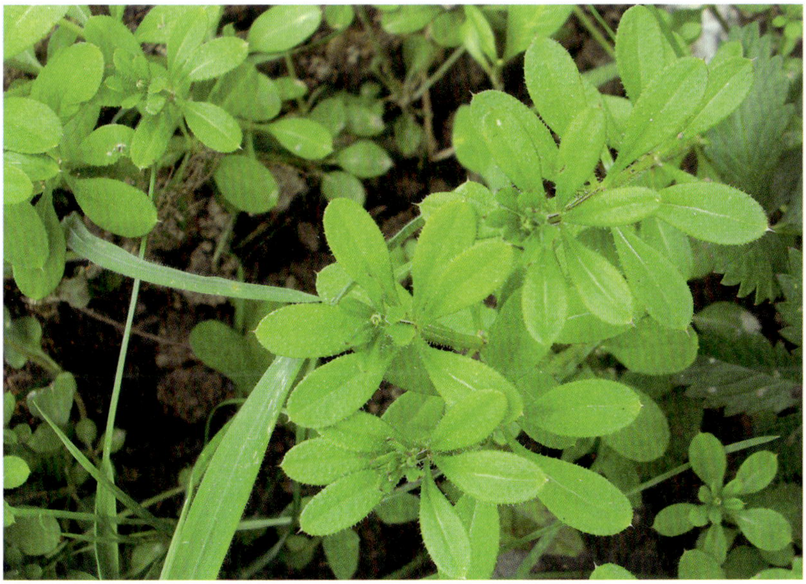

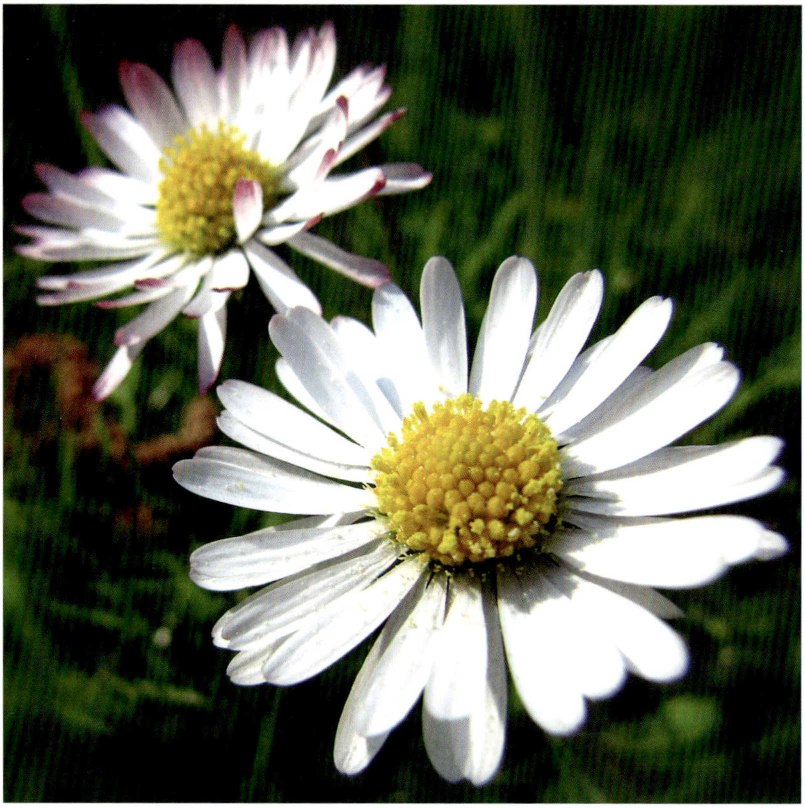

### *8. Gänseblümchen (***Bellis perennis L.***)*

Es wächst mehrjährig von Januar bis November auf Rasen, Wiesen und Weiden. In der Pflanzenheilkunde wird es bei Entzündungen der Atemwege und der Harnwege eingesetzt. Außerdem dient es zur Blutreinigung und lässt sich deswegen auch bei Hautleiden (z. B. Akne) und Lebererkrankungen nutzen.

Verwendet werden alle Pflanzenteile (Blätter, Blüten und Stängel). Sie sind willkommene Bestandteile von Wildkräutersalaten, Smoothies und Gemüsegerichten. Die Blüten können auch zur appetitanregenden Dekoration verwendet werden. Die jungen Blätter haben einen ähnlichen Geschmack wie Feldsalat. Ältere Pflanzenbestandteile schmecken manchmal bitter und scharf, sodass sie nur als Zugabe zu anderen Gerichten Verwendung finden sollten.

## *9. Weißer Gänsefuß* (auch **Melde** *genannt)*

Der weiße Gänsefuß ist wie alle Gänsefußgewächse (*Chenopodiaceae*) auf nährstoffreichen Gartenböden, Äckern, Wegen, Bauplätzen oder Schutthalden anzutreffen. Er wird bis zu 1,50 m hoch (Spreizende Melde: 80 cm) und ist bis auf 1000 m Höhe anzutreffen. Volksmedizinisch wird er nur selten eingesetzt, etwa als Abführmittel.

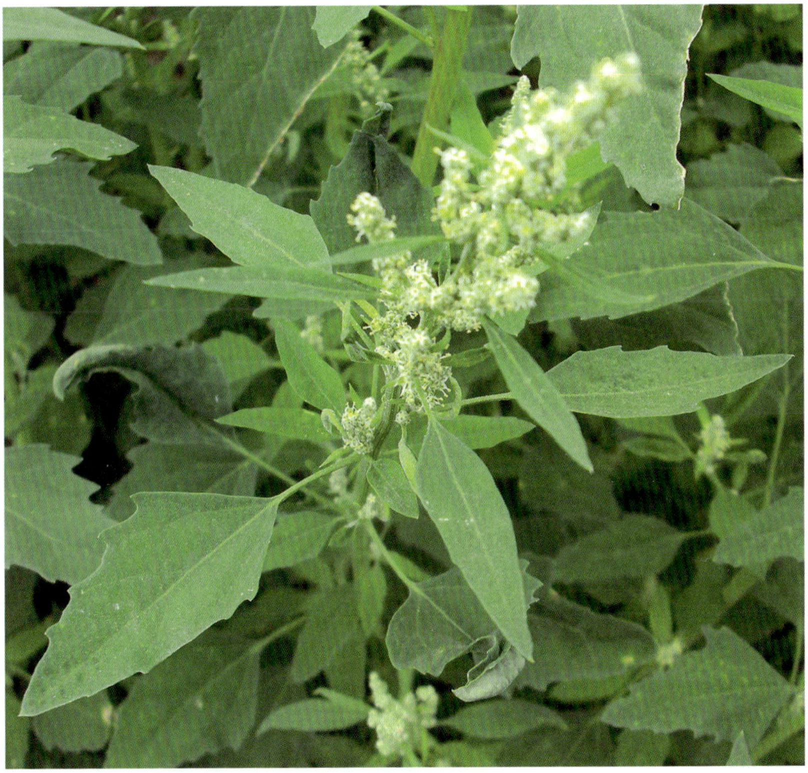

Essbar sind wiederum alle Teile (Blätter, Stängel, Blüten, Samen), wobei die jungen Triebe am besten schmecken. Gänsefuß hat einen Geschmack wie eine Mischung aus Erbsen und Spinat. Durch Schneiden hat man während der gesamten Vegetationsperiode junge Pflanzenteile. Aufgrund des recht milden Geschmacks kann man den Gänsefuß auch in größeren Mengen in Salaten oder Smoothies verwenden.

### *10. Rotbuchenblätter* (Fagus sylvatica L.)

Die Rotbuche ist ein bis zu 40 m hoher Baum, der im Wald oder freistehend auf Wiesen bis auf 1600 m Höhe vorkommt. Ähnliche Arten: Blutbuche, Trauerbuche und Orientbuche. Bei allen Buchenarten sind die Blätter essbar.

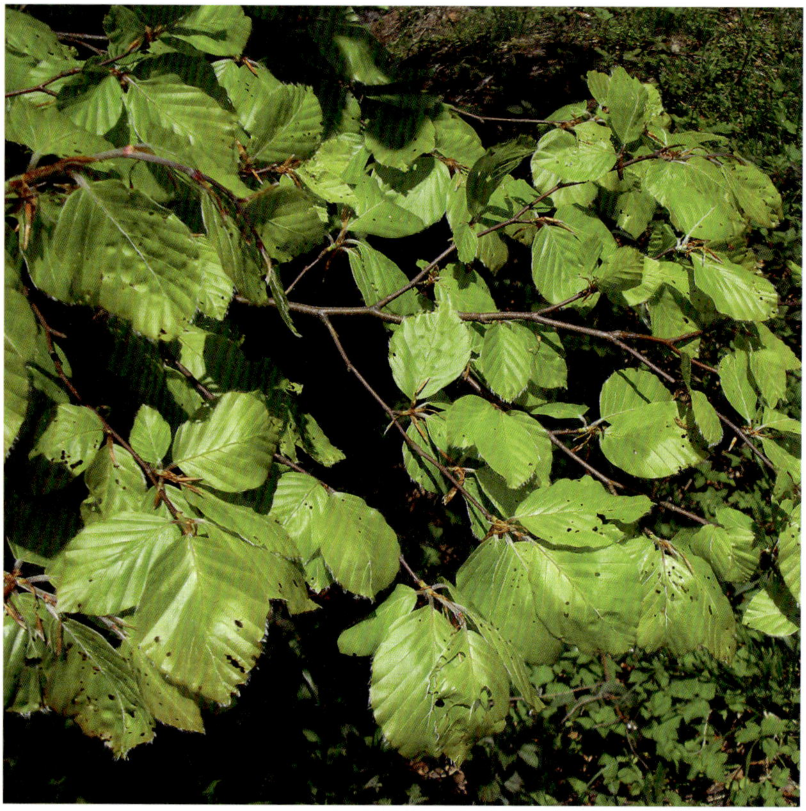

In der Volksmedizin wurde und wird Buchenrinde in Form von fiebersenkendem Tee eingesetzt. Am schmackhaftesten sind die jungen Blätter im Frühjahr. Man kann aber auch ältere Blätter und Knospen (im Winter) verwenden. Wegen ihrer Härte ist es günstig, sie in gemixter Form zu Smoothies zu verarbeiten. Die Blätter schmecken ähnlich wie Sauerklee oder Sauerampfer und eignen sich gut als Salatzugabe.

### *11. Fichten- und Weißtannentriebe*
### *(Rote Fichte =* **Picea abies;** *Weißtanne =* **Abies alba***)*

Die Rotfichte (die häufigste Fichtenart in Mitteleuropa, kommt in den Alpen bis auf 2000 m Höhe vor) ist aus Nadelwäldern nicht wegzudenken, genauso wenig wie die Weißtanne (die bis auf etwa 1600 m Höhe wächst). Beide Nadelbäume gehören zur Familie der Kieferngewächse (Pinaceae) und können bis zu 50 m hoch werden.

In der Volksmedizin werden die beiden Nadelbäume wegen ihres hohen Gehalts an ätherischen Ölen verwendet; diese wirken gegen Krankheitserreger und haben eine durchblutungsfördernde Wirkung. Bekannt ist die Anwendung auch als Badezusatz.

Besonders schmackhaft sind die im Frühjahr aus den Knospen an den Spitzen der Äste wachsenden Triebe. Man erntet sie je nach Höhenlage zwischen Ende März und Juni, solange der Stängel noch

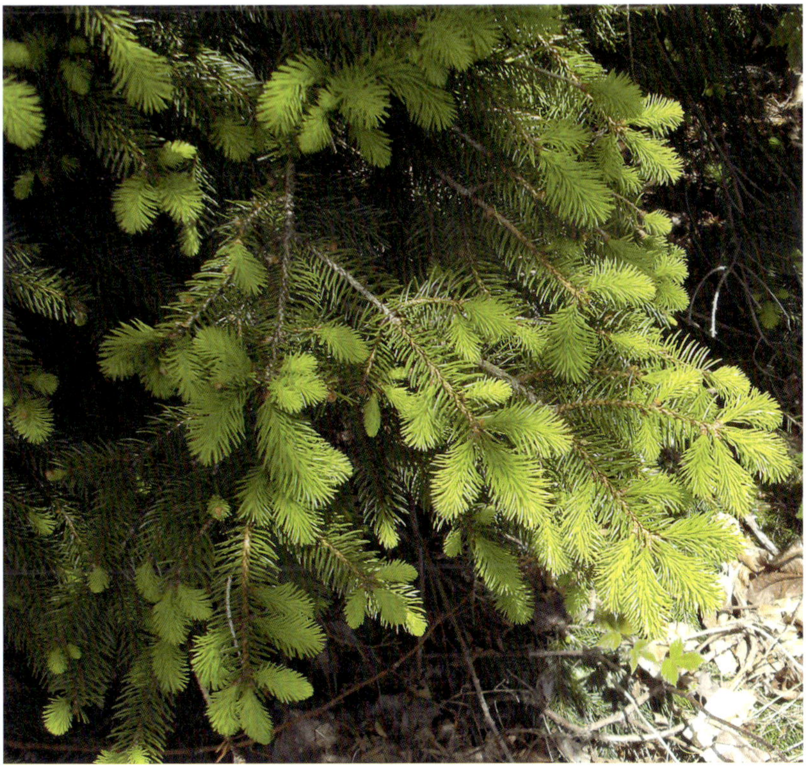

weich und nicht verholzt ist. Diese Triebe kann man gut pur essen oder über Salate oder Gemüse streuen. Der Geschmack ähnelt einer Mischung aus Zitrone und den Baumnadeln. Auch als Zugabe zu Wildpflanzensmoothies und als Verzierung eignen sie sich gut. Im Herbst und Winter sind diese „einjährigen" Triebe dann im Stiel verholzt. Doch selbst im Winter bei Frost geerntet, können sie in einem leistungsstarken Mixer zusammen mit wintertypischen Kohlarten, Zwiebeln, Knoblauch und/oder sogar mit wilden Brombeerblättern, die den ganzen Winter über leicht zu sammeln sind (mit Handschuhen zum Schutz gegen die Dornen), zu Smoothies verarbeitet werden.

Wichtig zum Schutz der Bestände ist aber, dass pro Baum nur wenig Triebe weggenommen und junge Bäume sowie die Triebe an der Spitze der Bäume nicht verwendet werden. Dies würde das Wachstum des Baumes massiv beeinträchtigen. Mangels Nahrungsangebot werden genau diese Triebe im Winter vom Rotwild gefressen, zum Leidwesen der Waldbesitzer. Eine zweite Warnung: Junge Eibentriebe ähneln den Fichtennadeltrieben. Die Eibe ist aber eine sehr giftige Pflanze (nur das rote Fruchtfleisch ohne Kern ist essbar) und deshalb sollte man bei Unsicherheit die Finger davon lassen. Und noch ein Hinweis: Andere Nadelbäume wie Lärche, Waldkiefer, Schwarzkiefer, Edeltanne sind ähnlich verwendbar. Erfahrene Wildpflanzenkenner verzehren von den Nadelbäumen auch die getrockneten und vermahlenen Nadeln, das Rindenkambium, die Blütenknospen und die Samen.

### 12. *Wiesen-Bärenklau (*Heracleum sphondylium L.*)*

Bärenklau wächst bevorzugt auf Wiesen und an Bachrändern. Er kann bis zu 1,50 m hoch werden und ist damit eine der höchsten Pflanzen auf Wiesen. Er ist eines der vier klassischen und sehr gut essbaren „Bärenkräuter": Bärenklau, Bärlauch, Bärwurz und Bärlapp (geschützt).

In der Naturheilkunde wurde Bärenklau zur Blutdrucksenkung, bei Nervenerkrankungen, Entzündungen der Schleimhaut, Müdigkeit und Impotenz verwendet. Auch gegen Kopfschmerzen soll er wirken. Wahrscheinlich ist für die letzten drei Wirkungsbereiche sein

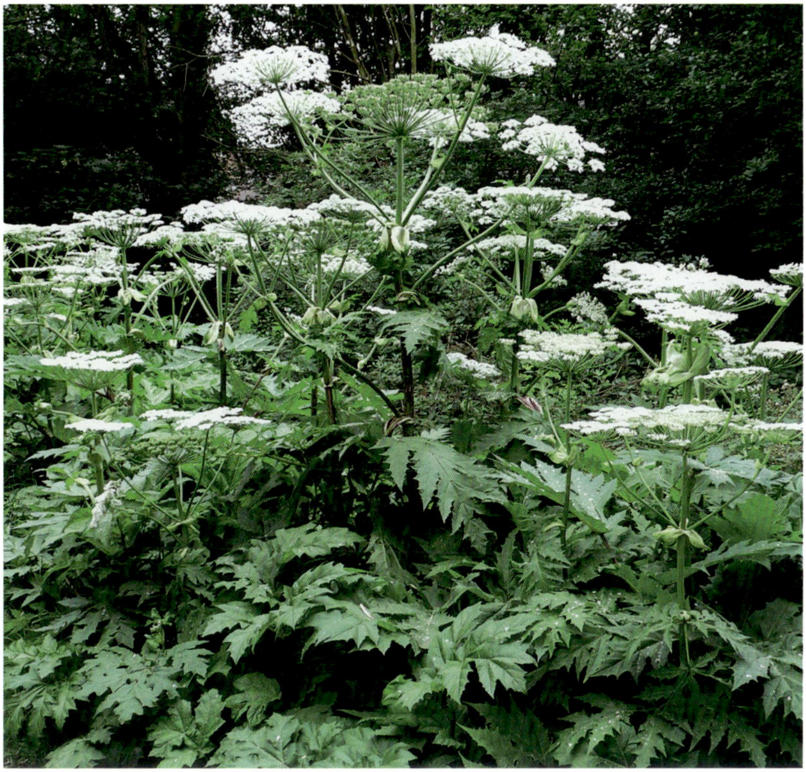

Gehalt an der Aminosäure Arginin verantwortlich, die eine leistungssteigernde, blutdrucksenkende und potenzfördernde Wirkung hat.

Man verwendet alle Teile, besonders Blätter, Stängel und Blüten. Manche graben auch die Wurzel aus – was ich aber bei keinem Wildkraut empfehle – oder nutzen die unreifen grünen Samen. Die Pflanze soll bis zu 20 Mal mehr Vitamin C als Kopfsalat enthalten. Besonders die Blätter eignen sich wegen des milden, möhrenartigen Geschmacks als Zugabe zu Salaten und Smoothies. Besonders geeignet sind junge Pflanzen bis zur Blüte.

Der Pflanzensaft kann im Zusammenspiel mit Sonnenbestrahlung bei empfindlicher Haut zu Hautreizungen führen. Es gibt giftige Pflanzen, die ähnliche Blüten aufweisen, wie Hundspetersilie, Wasserschierling, Gefleckter Schierling. Der Stängel des Bärenklaus ist kantig gefurcht und borstig behaart, während die genannten giftigen

Arten glatte Stiele haben. Ähnliche essbare Pflanzen sind Engelwurz, Wiesenkerbel (er hat eine große Kerbe in allen Stielen), wilde Möhre, Wiesenkümmel und Süßdolde. (Es empfiehlt sich, Wildkräuterführungen zu besuchen, die mittlerweile überall angeboten werden.)

### 13. *Rotklee* (Trifolium pratense L.)

Er wächst auf Wiesen (hinauf bis auf 2000 m Höhe) und wurzelt bis zu 2 m tief. Klee wird traditionell bei Durchfällen angewendet. In neuerer Zeit wird er zur Vorbeugung und Behandlung von Wechseljahrsbeschwerden und bei Brust- und Prostatakrebs eingesetzt.

Auch der weiße Klee kann verwendet werden. Man nutzt alle Pflanzenteile, auch den Blütenkopf, der leicht süß schmeckt. Die Blätter erinnern vom Geschmack her an Erbsen oder Bohnen.

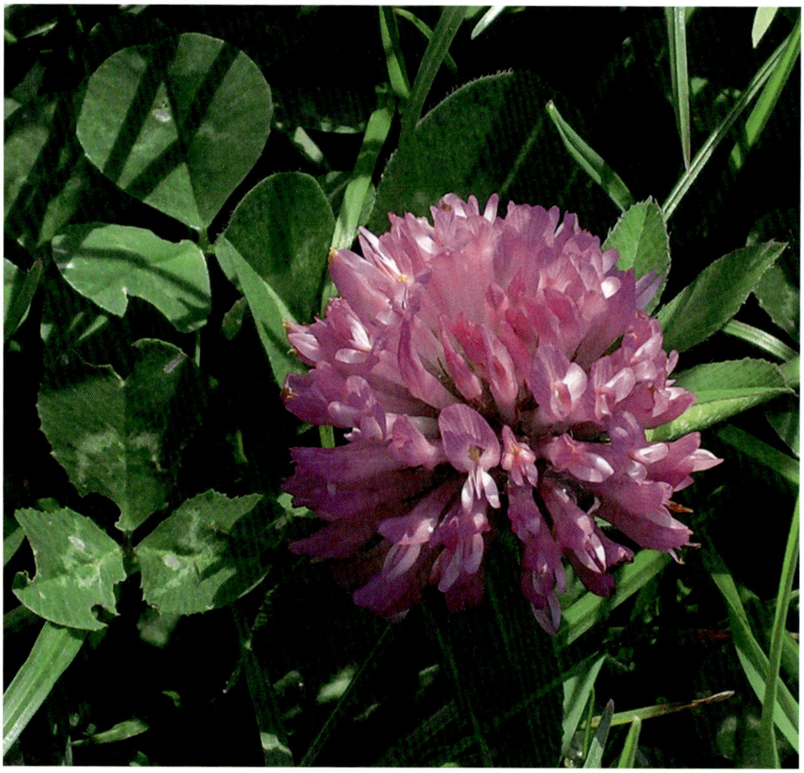

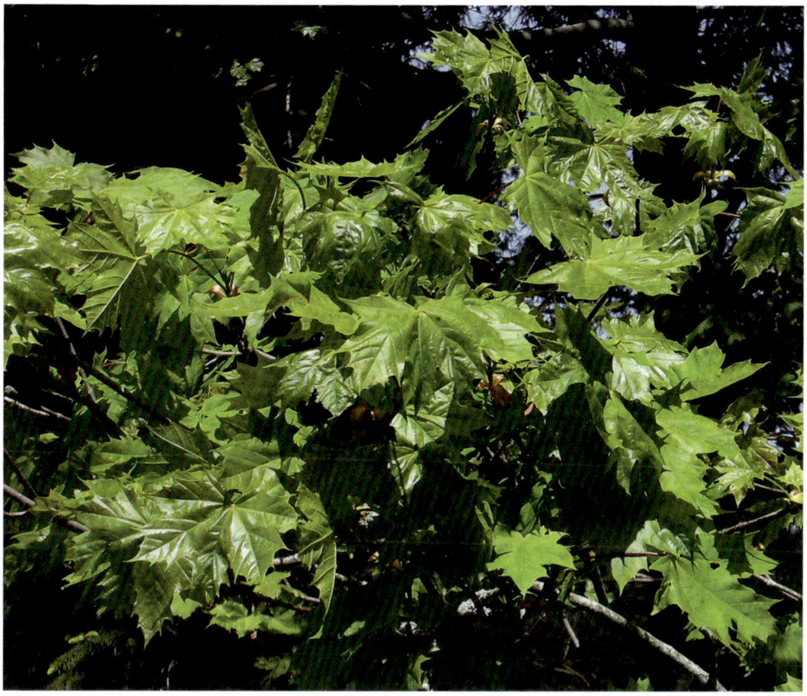

## *14. Ahornblätter und -blüten* (Acer)

Der Ahornbaum, der bis zu 35 m hoch werden kann, wächst in Wäldern, oft zusammen mit Buchen und Eichen. In den Alpen ist er bis in 1100 m Höhe anzutreffen. In der Naturheilkunde wird der Saft der frischen Blätter (aber auch aus gekochten Blättern) bei Verletzungen, Wunden, Entzündungen, Insektenstichen, Fieber und Gicht angewendet.

Blätter und Blüten von Spitzahorn schmecken am besten. Im Frühjahr ist es meist der erste Laubbaum überhaupt, der grün wird. Zuerst sind die hellgrünen Blütenstände zu sehen, danach knospen die zarten Blätter aus. Beide schmecken fabelhaft in Salaten, kleingeschnitten oder als Verzierung. Die Blätter und Blüten passen gut zu Kohlsalat, Brokkolisalat, Löwenzahn- und Feldsalat oder als Beimischung in Smoothies.

*

Diese Empfehlungsliste ließe sich noch weiter fortsetzen, aber wir wollen es hier bei diesen wichtigsten Wildpflanzen belassen. Probieren Sie bei Gelegenheit außerdem einmal: Gänsedistel, Fetthenne, Stiefmütterchen, Bärlauch (im Frühjahr), Margarite, Rosenblüten und -blätter, Gänsefingerkraut, Weidenröschen, Weidenblätter, Krokus- und Schwertlilienblüten, Wiesenschaumkraut, Schlangenknöterich, Blutweiderich oder die Blätter von allen (ungespritzten) Obstbäumen und Beerensträuchern. Auch einige Farne, Moose und Flechten lassen sich verwenden. Hier helfen Wildkräuterbücher und Wildkräuterwanderungen weiter.

Es empfiehlt sich natürlich nicht, Wildpflanzen etwa an viel befahrenen Straßen, auf Friedhöfen (Böden oft kontaminiert), an von Hunden frequentierten Wegen oder auf Müllhalden zu sammeln. Günstig ist es natürlich, wenn man einen eigenen Garten hat. Stadtbewohner haben möglicherweise einen eingezäunten Vorgarten, einen großen Balkon oder einen Schrebergarten. Statt eines Rasens könnte man eine Wildblumenwiese einsäen und diese nur zwei bis vier Mal pro Jahr mähen. Dann könnten sich auch Schmetterlinge und Bienen an den wohlriechenden Blüten erfreuen – und *Sie* hätten immer etwas Grünes zu essen. Landbewohner finden die Kräuter und Baumblätter außer im eigenen Garten auf ungedüngten Wiesen und Feldern oder in Waldstücken.

Auf zwei Wildpflanzenarten, die sozusagen etwas aus der Reihe tanzen, möchte hier noch gesondert eingehen:

## *Wollen Sie leben? Dann beißen Sie ins Gras!*

Eines der wichtigsten, aber wenig verwendeten Heilkräuter ist das Gras. Es wächst nahezu in allen Erdteilen, manchmal sogar ganzjährig (auch unter Schnee). Alle Grasarten sind essbar; auch die Gräser von Kulturgetreidesorten (Dinkel, Gerste, Hafer, Hirse, Roggen, Weizen) sowie von Amarant und Buchweizen sind gesundheitsfördernd. Gras hat zudem die Fähigkeit, das Zellinnere einer Krebszelle wieder saurer zu machen. Krebszellen sind in der Zelle basisch, weil sie die in ihnen durch Vergärung entstehende Milchsäure effektiv nach außen transportieren können. Durch den

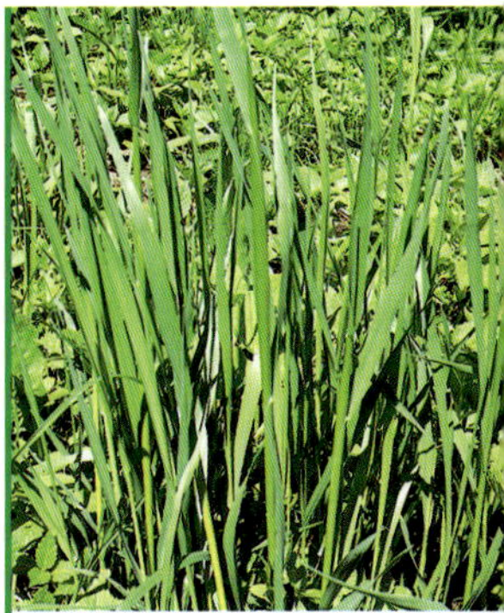

Säureschutzmantel sind sie gegen Angriffe unseres Immunsystems und auch gegen viele Antikrebsmittel geschützt. Außerdem löst die die Krebszellen umgebende Milchsäure die umgebenden Körperstrukturen auf, sodass der Krebs in andere Gewebe einwandern oder sogar metastasieren kann. Gras kann diesen Säureschutzschirm vermindern und macht die Krebszellen wieder angreifbar. Das noch junge Wildgras (etwa 6–15 cm lang) oder Kulturgras wird am besten als Smoothiegrundlage oder zum Entsaften verwendet. Mittlerweile sind im Handel auch biologische Gras- und Grassaft*pulver* verfügbar.

## Algen

Zu den wilden und gesundheitsfördernden Pflanzen gehören auch Meeresalgen und Süßwasseralgen beziehungsweise -bakterien wie etwa *Chlorella* und *Spirulina*. Sie bereichern unseren Speisezettel. Das langlebigste Volk in den Industriestaaten der Welt sind (noch) die Japaner. Sie essen mit ihrer traditionellen Kost im Durchschnitt 12 kg Meeresalgen pro Kopf und Jahr. Bei uns dagegen stehen auf den Packungen mit getrockneten Meeresalgen, die in Bio-Läden ausliegen, Warnungen vor dem Jodgehalt. Es wird geraten, pro Tag nicht mehr als 5 bis 20 g zu essen. Man sollte aber wissen, dass das in Meeresalgen vorkommende Jod in organischer Verbindung vorliegt, die wahrscheinlich eher gesundheitsfördernd wirkt als das jodierte Raffinadesalz. In Süßwasseralgen wie Chlorella spielt der Jodgehalt keine Rolle.

Für alle Algen gilt allerdings, dass sie Schadstoffe besonders gut aufnehmen. Deshalb werden sie mit Erfolg für die Ausleitung von Giften eingesetzt. Hierfür ist besonders die Chlorella-Alge geeignet. Sie zieht Schadstoffe förmlich an und bindet sie fest in ihre Zellwandbestandteile ein. Diese werden dann durch den Darm aus dem Körper transportiert. (Genaueres dazu finden Sie in meinen Büchern *Gesund statt chronisch krank* und *Amalgam – Risiko für die Menschheit.*[49])

Die Algen, die man verzehrt, sollten also in schadstoffarmen Gewässern gewachsen sein. Bei den Meeresalgen sind irische Seealgen recht akzeptabel. Bei Süßwasseralgen, besonders bei der Chlorella-Alge, muss – neben der Schadstofffreiheit des Wassers – auch die Belastung der Luft vor Ort niedrig sein. Daher können nicht alle auf dem Markt befindlichen Produkte empfohlen werden und man sollte vor dem Kauf immer nach Schwermetallanalysen recherchieren.

# Gesunde Mahlzeiten

Für Ihre neue „grüne“ Ernährungsform finden Sie hier ein paar Grundrezepte. Was darüber hinausgeht, bleibt Ihrer Kreativität und Ihrem Geschmackssinn überlassen. Bestimmen Sie selbst, wie Sie Ihre Speisen schmackhaft zubereiten und welche Kombinationen Sie wählen möchten. Aus diesen Grundlagen können Sie viele weitere leckere und gesunde Varianten kreieren.

## Frühstücksrezepte

### *Leinsamenmüsli*

Mahlen Sie 2 bis 3 Esslöffel Bio-Leinsamen (ganze Körner, egal, ob gelb oder braun) abends grob in einer Mühle, die Ölsaaten mahlen kann (oder in einer Kaffeemühle). Bitte keine Vorratshaltung von Gemahlenem, da das wertvolle Leinsamenöl an der Luft schnell oxidiert und unbrauchbar wird. Bitte aus dem gleichen Grund keinen fertig gemahlenen oder gebrochenen (und noch weniger: gerösteten) Leinsamen kaufen, denn in diesen Fällen sind die enthaltenen Öle schon ungünstig verändert. Je nach Geschmack können Sie dazu noch separat gemahlene Mariendistelsamen (gut für die Leber), Sesam, Sonnenblumenkerne, Hanfnüsse, Mandeln und/oder Blaumohn einweichen. Alles über Nacht in kaltem, ungechlortem Wasser einweichen. Am nächsten Tag kann dann eine süße oder eine würzige Variante daraus zubereitet werden:

- ***Süße Variante:*** Am Morgen nach Belieben Früchte oder Beeren dazugeben und, wenn Sie möchten, mit etwas Nussmus (oder

Mandelmus) oder Avokadocreme abschmecken. Gesüßt wird, wenn überhaupt, mit Stevia-Sirup oder Xylit-Pulver (– bitte darauf achten: Xylit nur aus Baumrinde, nicht aus Mais, der meist genmanipuliert ist!). Nach Belieben kann mit Zimt, Kardamom, Kurkuma, gemahlenem Anis, Fenchel oder Nelken gewürzt werden. Manche nehmen noch rohes Bio-Eigelb oder süße Sahne hinzu.

- ***Deftige Variante:*** Bei Fruktoseunverträglichkeit, Untergewicht, Neigung zum Frieren oder Verdauungsschwäche werden statt Früchten fein geriebene Karotten untergemischt und frische oder getrocknete Kräuter, Kristallsalz, Paprika, Kurkuma, Curry, Knoblauch oder Zwiebeln hinzugegeben. Statt Karotten eignen sich auch geriebene Selleriestangen und Knollensellerie oder andere Wurzelgemüse (Rote Beete, Pastinake, Petersilienwurzel, Retticharten und Rüben).

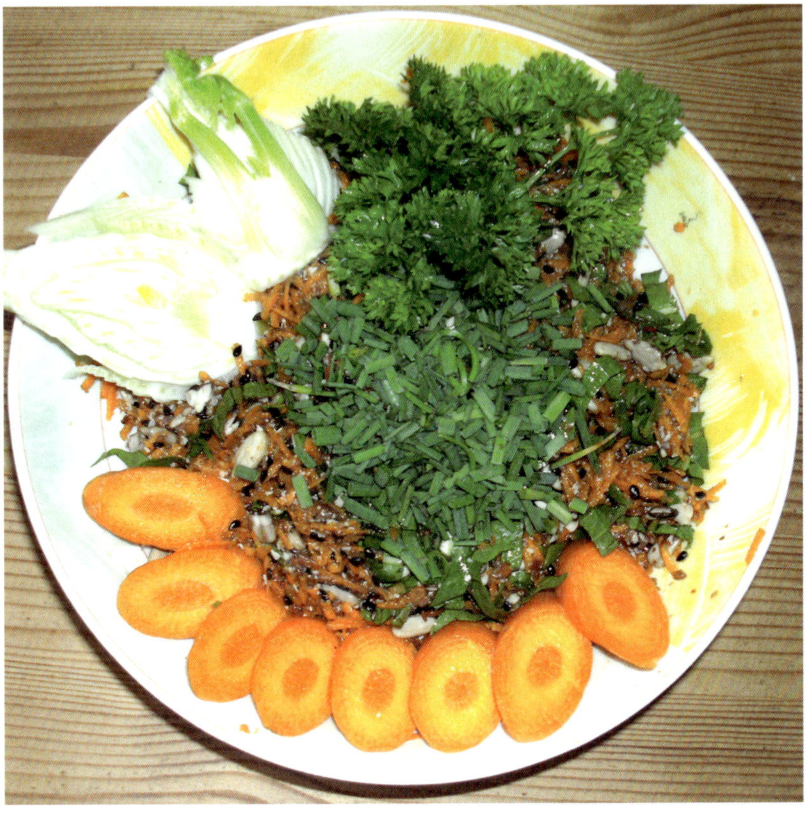

Durch den hohen Ballaststoffanteil wird der Darm gereinigt, die Darmflora wird gefördert und es werden die für die Gesundheit essenziellen kurzkettigen Fettsäuren hergestellt (Butter- und Propionsäure). Menschen, die eine sehr gute Verdauung haben, können vor dem Einweichen auch frisch gemahlenes, rohes Vollkorngetreide (wie Braunhirse, Buchweizen, Quinoa, Spelzhafer, Roggen, Gerste) daruntermischen. Rohes Getreide führt nicht zu so starkem Blutzuckeranstieg wie erhitztes Getreide.

## Eine Frühstücksalternative

Als Alternative zum Samenmüsli können Sie zum Frühstück auch nur Gemüse, Wildkräuter oder Baumblätter knabbern. Für Muskelaufbau und Kräftigung eignen sich außerdem die grünen, chlorophyllhaltigen Mixgetränke als Frühstücksdrink (Grundrezept siehe unten, Seite 138). Falls keine Wildkräuter zur Hand sind, ist eine aus rohen Grassäften, Löwenzahn, Meeres- und Süßwasseralgen zusammengesetzte Pulvermischung oder Hafergraspulver sinnvoll. Natürlich können Sie zur Appetitanregung auch selbst gemachte Aufstriche (aus Tomaten, Basilikum, Schnittlauch, Zwiebeln, Knoblauch und Avokado, mit Kokosöl gemixt) oder – wenn Sie gesund sind – einen Teil erhitzte Nahrungsmittel verzehren, etwa Vollkornbrot (glutenfrei).

Für viele ist es auch günstig, auf das Frühstück ganz zu verzichten und bis zum Mittag nur Wasser und Tee zu trinken. Dabei kommt der Körper sozusagen in den „Fastenmodus“. Denn er verbrennt in der Nacht, in der ja auch „gefastet“ wird, innerhalb von 6 bis 8 Stunden nach der letzten Mahlzeit seine Kohlenhydratspeicher in Form von Glykogen, das in der Leber oder im Muskel gespeichert ist. Falls Sie gerne Sport machen, ist es vorteilhaft, dies nüchtern, also vor dem Frühstück zu tun. Denn dadurch wird der Fettstoffwechsel schneller angeregt. Außerdem werden im Körper abgelagerte Eiweiße schneller abgebaut und ein Verjüngungseffekt für Muskulatur und Gewebe tritt ein. Wichtig ist dabei nur, dass sofort, also innerhalb von 30 Minuten nach dem Sport, gegessen wird, vorzugsweise Salate, Wildkräuter und für Gesunde auch 50 % erhitzte Speisen. Beachten Sie, dass der Trainingseffekt durch den Verzehr von Kohlenhydraten nach dem Sport unterbrochen würde. Die Muskulatur braucht nach der Anstrengung unbedingt Eiweißsubstanzen, die in rohen Salaten, Gemüsen, Wildpflanzen, Algen, Graspulvern, Samen usw. enthalten sind. Kohlenhydrate würden außerdem die durch den Sport in der Muskulatur angefachte Bildung des Wachstumshormons unterdrücken. Das Wachstumshormon (*Human Growth Hormon*) hat von allen Hormonen den besten muskelaufbauenden und fettabbauenden Effekt und wirkt zudem verjüngend.

Eine Ausnahme von dieser Regel bilden Wettkämpfe im Ausdauersport und im anaeroben Leistungsbereich. Hier müssen vor und während des Wettkampfs Kohlenhydrate verzehrt werden, wenn man schnell sein will. Man kann natürlich auch Wettkämpfe ohne Kohlenhydrate bestreiten. Dabei gewinnt der Körper seine Energie aus Fett, muss dafür aber, um die gleiche Leistung zu erzeugen, 10 % mehr Sauerstoff aufnehmen als bei Kohlenhydratverbrennung. Das bedeutet mehr Atemleistung, sodass man deutlich langsamer vorwärtskommt als bei Kohlenhydratverbrennung. Falls am nächsten Tag wieder ein Wettkampf ansteht, muss also auch nach dem Wettkampf kohlenhydratreiche Nahrung gegessen werden.

## Mittag- und Abendessen

Zu allen Hauptmahlzeiten sollte eine ausreichende Menge an rohem Gemüse, grünen Salaten und Wildkräutern gegessen werden; vor allem Letztere sind reich an Wirkstoffen, Proteinen und hochkettigen Omega-3-Fettarten. Insbesondere Blätter (auch Blattgemüse) enthalten in roher Form eine Vielzahl von Vitalstoffen, Enzymen und Aminosäuren (zum Beispiel die seltene Aminosäure Lysin) und vor allem das wichtige Chlorophyll.

Roher Weißkohl heilt sogar Magengeschwüre und unterdrückt eine Schilddrüsenüberfunktion. Auf Wunden oder schmerzende oder verstauchte Stellen aufgelegt, bringen Weißkohlwickel und Wegericharten gute und schnelle Heilung. Blätter, insbesondere frische Kräuter, enthalten zusätzlich Wirkstoffe, die gegen Parasiten und Mikroorganismen wirken.

Nachfolgend liste ich eine Auswahl an kultivierten Gartenkräutern, Gemüse- und Salatsorten auf, die fast ganzjährig in Bio-Qualität verfügbar sind:

Basilikum*
Batavia*
Blumenkohl (mit Blättern*)
Brokkoli (mit Blättern*)
Chicoree
Dill*
Endiviensalat*
Feldsalat*
Gemüsefenchel (mit Kraut*)
Gartenthymian*
Karotten (mit Kraut*)
Kohlrabi (auch Blätter*)
Kopfsalat*
Liebstöckel* (Maggikraut)
Kresse*
Lauch
Majoran*
Pastinaken
Petersilie*
Petersilienwurzel
Portulak*
Radicchio
Radieschen
Rettich
Rosmarin*
Rote Beete
Rotkohl
Rüben
Rucola*
Schlangengurken
Schnittlauch*
Schnittsalat*
Sellerie
Spinatblätter*
Stangensellerie*
Süßkartoffeln
Tomaten
Topinambur
Weißkohl
Zucchini
Zuckerhut*

* Besonders gesund durch Chlorophyll und Bitterstoffe

## Jederzeit: *Green Smoothies* – grüne Mixgetränke

Grüne Mixgetränke haben verschiedene Vorteile: Sie sind leicht zuzubereiten und deutlich gesünder als die üblichen Säfte, da sie auch die festen Bestandteile der Pflanzen (oder Früchte) enthalten, die bestimmte Vitalstoffe aufweisen. Das Mixen erspart und ersetzt uns die lange Zeit, die wir heutzutage oft *nicht mehr* für das fünfzigmalige Kauen jedes Bissens aufbringen. (Für zahnlose Menschen ist das Mixen der Frischkost ohnehin unentbehrlich. So können auch zahnlose oder kaubehinderte Menschen und Kleinkinder eine hundertprozentige Frischkost genießen.) Der Sinn des Mixens liegt darin, dass dadurch die lebendigen Wirkstoffe noch mehr aufgeschlossen und in dieser feinen Form von unserem Organismus gut aufgenommen werden.

Für die regelmäßige Zubereitung der Smoothies lohnt es sich, einen leistungsstarken Standmixer anzuschaffen (mindestens 1000 W, mindestens 30 000 U/min, Behälter für 1,5 Liter oder mehr). Mit diesem Mixer lassen sich sogar die im Herbst oder Winter bereits harten Tannen- oder Fichtentriebspitzen zerkleinern. Als einfachere Alternative zum Mixer kann auch ein Fleischwolf dienen. Ein handbetriebener Fleischwolf kann auf Wanderungen oder Reisen problemlos mitgeführt werden und macht unabhängig von der Stromversorgung.

Mit diesen Gerätschaften kann man sehr schnell und einfach – unter Hinzufügen von Wasser oder einer anderen Flüssigkeit (etwa Kokoswasser) – feine grüne Pflanzenbreie herstellen: aus Wildpflanzen (siehe oben), aus Gartenkräutern und -salaten, aus Gemüse (oberhalb und unterhalb der Erde gewachsen), Kohlblättern (eventuell), Knoblauch (eventuell), Zwiebeln und zum Süßen gegebenenfalls Stevia-Sirup oder Xylit-Pulver. Die Zusammensetzung richtet sich nur nach Ihrem persönlichen Geschmack. Sie dürfen gerne damit experimentieren – das regt nicht nur Ihren Appetit, sondern zusätzlich Ihre Kreativität an. Zur Verfeinerung können Sie je nach Geschmack hinzufügen: Avokados, Kokosflocken, Leinöl, Salatgewürz, Curry, Pizzagewürz, Lebkuchengewürz, rohes Kakaopulver, Erdmandelflocken, Carobpulver oder Ähnliches. Gesunde Menschen dürfen zum Süßen der grünen Smoothies auch Beeren, Bananen oder andere bevorzugte Früchte dazugeben (vor dem Mixen).

Abgefüllt in Glasflaschen halten diese Mixturen im Kühlschrank bis zu zwei Tage. Sie sind auch im Arbeitsalltag leicht zu transportieren und zu genießen. Allerdings haben sie nur ganz frisch den höchsten Gesundheitswert. Fazit: Diese grünen, vitalstoffreichen Leckereien eignen sich als leichter Genuss für jede Tageszeit – auch als Grundlage für Salatsoßen oder Süßigkeiten.

# Bestandteile und Zubereitung der Hauptmahlzeiten

Zum Einstieg möchte ich es nochmals wiederholen:

Der wichtigste Nahrungsbestandteil ist der grüne Pflanzenfarbstoff Chlorophyll. Er kommt nur in grünen Blättern und Süßwasseralgen vor. Einen Teil davon kann man gut und gerne in gemixter Form als *Green Smoothie*, also als grünen Cocktail zu sich nehmen.

## Kräuter, Gemüse und Salate

Die Grundlage der Hauptmahlzeiten sollten Blattsalate und/oder Wildkräuter und Baumblätter bilden. Alle diese Nahrungsmittel kann man übrigens auch ohne besondere Zubereitung und ohne Zusätze „einfach so“ essen. Zum Variieren können Sie leicht selbst verschiedene Rezepturen kreieren.

Wildpflanzen, Gartenkräuter und Blattsalate werden entweder einzeln serviert oder den unten angegebenen Rezeptvorschlägen beigemischt: klein geschnitten, mit Zwiebeln, Zitronensaft oder Apfelessig, mit Kräutergewürz, Avokado oder Öl (nicht für Verdauungskranke!), garniert mit Tomaten, Keimlingen (siehe unten) oder frischen Pilzen. Zum Würzen eignen sich Salatkräuter wie Dill, Petersilie, Schnittlauch, Majoran, Liebstöckel, Thymian, Basilikum, Rosmarin, Estragon und Zwiebeln; aber auch gemahlener Kümmel, Cumin, Koriander oder Kurkuma ergänzen die Salate gut.

Besonders lecker schmecken die im Folgenden beschriebenen Kombinationen, die nach Belieben mit Wildpflanzen (aus der Liste weiter oben) ergänzt werden können:

- **Blumenkohl** mit seinen inneren Blättern raspeln und mit verdünntem (nicht geröstetem!) Mandelmus, Zitrone und Kokosflocken vermischen. Wildpflanzen untermischen.
- **Brokkolisalat:** Den Brokkoli raspeln und mit zerdrückter Avokado, Knoblauch, Leinöl und Apfelessig mischen. Klein gehackte Wildpflanzen untermischen.
- **Feldsalat mit Löwenzahnblättern:** Haselnussöl, Walnüsse, eingeweichte Bio-Pfifferlinge oder Mandelmus, frischer Zitronensaft oder Apfelessig, Zwiebeln und weitere Wildpflanzen nach Wahl dazugeben.
- **Gemüsefenchel:** Die Fenchelknollen in Scheiben schneiden und mit verdünntem Mandelmus und Mandarinenscheiben vermischen. Zusätzlich können Sie Walnüsse, Pinienkerne, Sesam und Wildpflanzen dazugeben.
- **Gurken:** Mit saurer Sahne oder (für Veganer) mit Wasser verdünntem Mandelmus (aus Bio-Laden oder Reformhaus), Dill und Schnittlauch zubereiten. Wildpflanzen untermischen.
- **Kohlrabi** mit seinen jungen Blättern raspeln und mit Petersilie, Schnittlauch und Sonnenblumenkernen vermischen. Wildpflanzen untermischen.
- **Kürbis:** Fein reiben und mit Wasser, Haselnüssen und Hanföl zubereiten. Wildpflanzen untermischen.
- **Lauch:** Klein schneiden und anderen Blattsalaten oder Wildkräutern als Zusatz untermischen.
- **Oliven (im Rohzustand!):** Können zu allen Salaten und Rezepten als Garnitur oder separat verzehrt werden. (Information über Bezugsquellen: siehe Anhang)
- **Rotkrautsalat:** Das Rotkraut hobeln und mit Öl, Zwiebeln und Zitronensaft zubereiten. Wildpflanzen untermischen.
- **Sauerkraut:** Das Sauerkraut – roh aus dem Reformhaus oder selbst gemacht aus dem Steinguttopf – mit geriebenem Meerrettich, Leindotteröl und Zwiebeln zubereiten.
- **Selleriestangen:** Klein schneiden und mit Zitronensaft, Wildpflanzen und Avokado vermischen.
- **Spinat:** Klein schneiden und mit Zwiebeln, Leinöl, Wildpflanzen und Zitronensaft zubereiten.

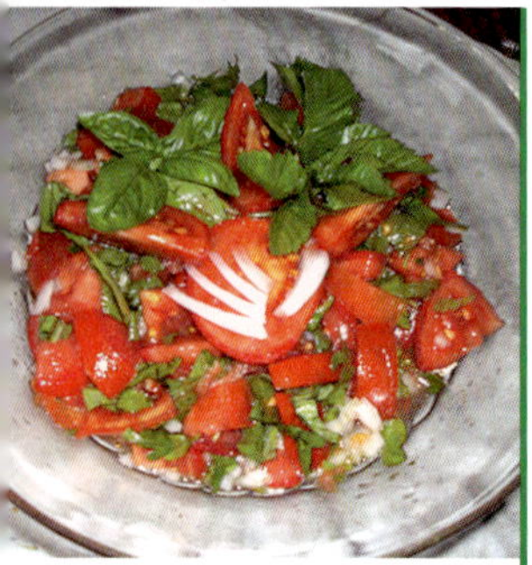

- **Tomaten:** In Scheiben oder Achtel schneiden und mit Zwiebeln, Haselnussöl und Apfelessig zubereiten. Schmeckt gut mit Basilikum und Giersch oder gemixten Brennnesseln.
- **Weißkohlsalat:** Den Weißkohl fein schneiden oder hobeln und mit Öl, Schnittlauch, Zitrone oder Apfelessig zubereiten. Klein geschnittene Wildpflanzen untermischen.
- **Wildkräuterpesto:** Bärlauch, Giersch, Bärenklau, Lindenblätter, Brennnessel, etwas Leinöl, Gewürze, eingeweichte Sonnenblumenkerne, Kurkuma – alles zusammen mixen oder durch den Fleischwolf drehen. (Wenn es längere Zeit haltbar sein soll: Olivenöl, Knoblauch und Salz untermischen.)

*

Die Wurzeln und Wurzelgemüse, die ich im Folgenden aufzähle, gehören nicht zu den *notwendigen* Bestandteilen unserer Nahrung. Viele Rohköstler oder Vegetarier machen den Fehler, sich auf Wurzeln zu stürzen, weil sie auch meist süß und angenehm schmecken. Sie glauben, damit ihrer Gesundheit etwas Gutes zu tun. Aber wie gesagt, der wichtigste Nährstoff auf diesem Planeten ist rohes Chlorophyll. Wurzeln sind für verdauungsschwache Menschen schwerer verdaulich als die oberhalb der Erde gewachsenen Pflanzenteile.

Allerdings sättigen sie gut und bereichern den Speisezettel. Sie enthalten Kohlenhydrate, die in roher Form nur langsam und gleichmäßig aufgenommen werden und nicht zu schädlichen Blutzuckererhöhungen führen. Wurzelgemüse und die frisch gepressten Säfte daraus sind als Energiespender vor und bei Wettkämpfen sehr beliebt. Denn gerade bei körperlichen Leistungen, die im anaeroben Bereich liegen, ist man ständig auf die Zufuhr von Kohlenhydraten angewiesen. Der Körper kann bei diesem hohen Leistungspegel nicht oder nur unzureichend auf den Energieträger Fett zurückgreifen. Man kann alle Wurzelgemüse auch mit Wildpflanzen kombinieren, dann werden sie besser vertragen. Auch das grüne Kraut der meisten Wurzelgemüse kann gewinnbringend verwendet werden.

- **Karotten (Möhren):** Reiben und mit gehackten Haselnüssen oder mit Wasser verdünntem Mandelmus und Zitronensaft vermischen.

Dazu schmecken klein gehackter Bärenklau, Lindenblätter und Lindenblüten.

- **Pastinaken:** Fein reiben und wie Karotten zubereiten – oder mit Apfelessig und Schnittlauch.
- **Petersilienwurzel:** Wie Pastinaken zubereiten.
- **Rettiche und Radieschen:** Reiben und mit Apfelessig, Sauerkrautsaft, Petersilie und Steinsalz vermischen.
- **Rote-Beete-Salat:**

*Variante 1:* Reiben und mit geriebenem Meerrettich, Hanföl, Apfelessig und mit 1–5 Tropfen Stevia-Sirup vermischen.

*Variante 2:* Reiben und mit Sahne oder verdünntem Mandelmus, Zimt, getrockneten Heidelbeeren, Stevia-Sirup oder Xylit-Pulver vermischen und abschmecken.

- **Rüben:** Wie Kürbis zubereiten (siehe weiter oben).
- **Schwarzwurzeln:** Reiben und mit Apfelessig oder Zitrone und Leinöl zubereiten.
- **Selleriewurzel:** Reiben und mit verdünntem Mandelmus, gehackten Walnüssen, Petersilie und Wasser vermischen.
- **Süßkartoffeln:** Wie Karotten zubereiten.
- **Topinambur:** Reiben und mit Zitronensaft und gehackten Haselnüssen oder mit süßer Sahne (oder mit Wasser verdünntem Mandelmus) zubereiten.

## Keimlinge

Sie sind eine gute Ergänzung zu den Salaten, vor allem im Winter, wenn das Salat- und Wildpflanzenangebot geringer ist. Durch den Keimungsprozess entstehen neue Vitamine; Fraßschutzstoffe werden dabei abgebaut. Auch der Kohlenhydratanteil wird während des Keimungsvorgangs verringert. Am ehesten keimen und schmecken die folgenden Arten:

Mungobohnen, Kichererbsen, verschiedene Linsenarten (braune, grüne, schwarze, Berglinsen, Belugalinsen), Sonnenblumenkerne, Hanfnüsse, Sesamsamen, Quinoa (keimt am schnellsten!), Bockshornklee, ungedarrter Buchweizen (enthält Kohlenhydrate – bei

Krebs bitte beachten), Roggen (enthält allerdings Gluten und ebenfalls Kohlenhydrate).

Weichen Sie die Keimsaat über Nacht in Wasser ein. Am nächsten Morgen schütten Sie sie in ein Sieb (oder einen speziellen Keimbehälter) und spülen sie unter fließendem Wasser gut ab. Danach lassen Sie sie – mit einem Tuch bedeckt (bei Keimgefäßen erübrigt sich das) – bei Raumtemperatur einige Stunden oder Tage stehen (– je nach Keimart; Quinoakeimlinge können Sie schon nach 12 Stunden essen, Buchweizen und Sonnenblumenkerne nach 2 Tagen). Alle 12 bis 24 Stunden mit ungechlortem und unfluoridiertem Wasser abspülen. (Genauere Angaben finden Sie auf der jeweiligen Verpackung.) Die Saaten schmecken am besten, wenn die Keimlinge etwa 1 bis 4 cm lang sind. Keimgeräte (mit Anleitung) gibt es beispielsweise in Reformhäusern oder Naturkostläden.

## Fette und Öle

Die Versorgung mit lebenswichtigen ungesättigten Fettsäuren (Omega-3-Fettsäuren, Omega-6-Fettsäuren, Omega-9-Fettsäuren) wird durch grüne Blätter und Samen/Nüsse (Leinsamen, Hanfnüsse, Sonnenblumenkerne, Sesam) gedeckt. Sie *müssen* daher keine *zusätzlichen* Fette oder Öle einnehmen – Sie *dürfen* aber, sofern Sie gesund sind und nicht gerade vor einem sportlichen Wettkampf stehen. Menschen mit Allergien oder Autoimmunerkrankungen sollten jedoch auf alle tierischen Fette sowie auf Öle mit hohem Linolsäureanteil (Omega-6-Fettsäure) verzichten. (Dazu gehören Distelöl, Sonnenblumenöl, Maiskeimöl, Rapsöl, Sojaöl.) Falls Sie nun also Öle und Fette verzehren möchten, sollten Sie folgende Grundregeln beachten:

Bitte nur native, kalt geschlagene Bio-Öle verwenden! Die meisten heute üblichen Pflanzenöle sind leider industriell hergestellt (raffiniert), also erhitzt und chemisch behandelt worden. Sie sind dadurch unter Umständen schädlich geworden (durch Bildung von trans-Fettsäuren und Fettsäureperoxiden). Margarinen sind grundsätzlich nicht zu empfehlen, da sie meistens gehärtet sind. *Bio-Öle* empfehle ich deswegen, weil gerade die *Samen* einer Pflanze die Schadstoffe besonders stark anreichern können; daher sind in *konventionell* erzeugten Samen und deren Ölen mehr Gifte zu finden als in Bio-Ölen und -Fetten.

Falls Fett zum Erhitzen (also Braten, Kochen und Backen) benötigt wird, dann bitte nur natives Kokosfett oder eventuell auch Butter verwenden (falls keine Allergien oder Autoimmunerkrankungen vorliegen)! Palmöl, besonders das rote, wäre auch gut geeignet – doch es stammt oft aus Urwaldrodung und Monokulturen.

Günstig sind generell Öle, die einen Überschuss an Omega-3-Fettsäuren aufweisen. Das sind nur Leinöl, Perillaöl, Chiasamenöl und Leindotteröl. Auch Hanföl kann in kleinen Mengen beigemischt werden, es hat relativ viel Gamma-Linolensäure, die sich günstig auf den Stoffwechsel auswirkt. Anfangs sollten andere Öle reduziert werden, bis der Körper einen gesunden Anteil an Omega-3-Fetten aufgebaut hat. (Die Körpergewebe sollten nämlich *gleiche* Anteile an Omega-3- und Omega-6-Fettsäuren aufweisen!) Nach einiger Zeit können Sie neben den vorgenannten Omega-3-Ölen auch Olivenöl, Walnussöl, Traubenkernöl oder Weizenkeimöl verwenden. Bitte auch bei Bio-Ölen darauf achten, dass die Ausgangsprodukte nicht – wie etwa oft bei Kürbiskernöl – vor der Ölpressung geröstet worden sind (– dabei entstehen wieder potenziell gesundheitsschädliche Reaktionsprodukte).

Öle dürfen nie erhitzt werden und müssen im Kühlschrank, luftdicht und lichtgeschützt aufbewahrt werden! Denn Öle enthalten viele mehrfach ungesättigte Fettsäuren, die chemisch sehr instabil sind und zu giftigen Molekülen umgewandelt werden können, besonders bei Erhitzung, Lichteinfluss und Sauerstoffkontakt. Die bei Raumtemperatur *festen* Fette enthalten dagegen wenig ungesättigte Fettsäuren. Aus ihnen entstehen bei Erhitzung keine schädlichen Moleküle.

## Salz und Gewürze

Alle lebensnotwendigen Salze sind in den natürlich wachsenden Nahrungsmitteln (besonders im rohen Zustand) in einer gut aufnehmbaren Form enthalten. Daher wird kein zusätzliches Salz benötigt. Falls nicht Bluthochdruck oder eine Krebserkrankung vorliegen, *können* Sie etwas Kristallsalz oder Steinsalz zu den Speisen geben. Kochsalz und Raffinadesalz sind generell nicht zu empfehlen. Denn sie können auch Fluoride oder anorganische Jodverbindungen und potenziell schädliche Rieselhilfen aus Aluminium enthalten. Bei Bluthochdruck können Sie Kaliumchlorid oder das Tote-Meer-Salz verwenden. Es hat einen hohen Anteil an Kalium, Magnesium und Calcium.

Als Salzersatz eignen sich besonders Gewürzmischungen, Salatkräuter, Pizzakräuter und Ähnliches. Sehr salzig schmecken auch die gesundheitsfördernden Meeresalgen. (Ich empfehle hier, nur noch irische Meeresalgen zu verwenden, weil diese relativ unbelastet sind.) Salzig schmeckt auch Spirulinapulver oder Granulat, das dreimal mehr Eiweiß als Fleisch aufweist und zur Geschmacksverbesserung über die Salate gestreut werden kann. Ebenfalls salzig schmecken Salzgras, das in Küstenregionen erhältlich ist, und Staudensellerie.

### *Warum Salz? – Besser Mineralstoffe!*

Mit der Frage nach dem Salzen sind wir übrigens bei einem weiteren Reizthema und Irrtum der Ernährungswissenschaft angelangt: Unsere Urvorfahren wie auch die Wildtiere verzehrten und verzehren gar kein oder nur extrem selten Salz, denn sie kommen nicht an die Salzstöcke heran. Nur am Meer lebende Volksgruppen konnten früher aus Meerwasser Salz gewinnen. Erst in viel späterer Zeit gelangten die Menschen mittels Bergbaumethoden an die Salzstöcke im Erdinnern. Seltene Ausnahmen bilden Salzwüsten, etwa in Afrika (eingetrocknetes Urmeer).

In mehreren Beobachtungsstudien wurde belegt, dass der Salzkonsum zu erhöhtem Blutdruck führen kann. Allerdings ergaben genauere Analysen, dass *nicht jeder* auf Salzkonsum mit einer Blutdrucksteigerung reagiert. Es stellte sich heraus, dass etwa 30 % aller Bluthochdruckkranken nicht „salzsensitiv“ sind. Neuere Studien belegen nun aber, dass eine verringerte tägliche Aufnahme von Kochsalz (minus 3 g) die Häufigkeit koronarer Herzerkrankungen in den USA um 60 000 bis 100 000 pro Jahr reduzieren würde. Auch die Todesfälle durch Schlaganfall, Herzinfarkt und andere Todesursachen ließen sich in ähnlichen Größenordnungen reduzieren.[50]

Der Bluthochdruck lässt sich durch Einschränkung des Kochsalzverbrauchs innerhalb von nur drei Monaten deutlich senken.[51] Personen, die mehr als 4 g Natrium (das entspricht 10 g Kochsalz) zu sich nehmen, haben ein doppelt so hohes Risiko, Schlaganfälle zu bekommen; dies ergab eine andere, 2011 publizierte Studie unter Leitung von Hannah Gardener von der Universität in Miami. Experimentell konnte gezeigt werden, dass schon wenig Kochsalz die Blutgefäße verkrampfen lässt und sie weniger elastisch und flexibel macht. Kalium, der Gegenspieler von Natrium, hat dagegen den umgekehrten Effekt. Daher verringert eine hohe Kaliumaufnahme das Risiko für Schlaganfälle und Herzinfarkte messbar.[52]

Die WHO und wissenschaftliche Fachgesellschaften empfehlen eine tägliche maximale Natriumaufnahme von 3,8 bis 6 g. Für Ältere und Kranke wird eine Obergrenze von 3,8 g veranschlagt. Das nationale Institut für Gesundheit in London strebt aufgrund der Belege sogar eine niedrigere Obergrenze von 3 g Natrium pro Tag an. Das entspricht nur 7,5 g Kochsalz. Bundesbürger verzehren aber im Durchschnitt deutlich mehr als 10 g pro Tag – die überwiegend versteckt in Fertigprodukten und auch in Backwaren enthalten sind.

## Wenn die Lust auf Süßes Sie packt

Bei der bisher empfohlenen Ernährungsumstellung stellt sich auch das Geschmacksempfinden positiv um, sodass die Lust auf Süßes abnimmt. Das passiert aufgrund der besseren Versorgung mit Vitalstoffen und Nährstoffen in der neuen Ernährung, auch mit nativem Eiweiß, Chrom und Vanadium. Letztere stabilisieren beispielsweise den Blutzucker, sodass es nicht mehr zu Unterzuckerungszuständen mit unvermeidlichen Heißhungerattacken auf Süßes (auch nachts) kommt. Der Hunger nach Süßem wird auch durch körperliche Betätigung gemildert.

Trotzdem sind in der Anfangsphase der Ernährungsumstellung gesunde, selbst zubereitete Naschereien (wie sie im Folgenden vorgestellt werden) sehr hilfreich; diese dürfen Sie bei Auftreten der Lust auf Süßes ohne Reue essen – als Ersatz zu dem herkömmlichen ungesunden „Süßkram". Es ist sinnvoll, diese, solange Sie noch nicht ganz stabil in Ihrem Essverhalten sind, jederzeit griffbereit zu haben. So können Sie die Lust nach Süßem jederzeit durch gesunde Alternativen bändigen. Wichtig ist jedoch, alle *ungesunden* Süßigkeiten und Fertigprodukte aus dem Haushalt zu verbannen. Die Umstellung fällt dann leichter.

### Obst, Trockenobst und Beeren

Viele gesundheitsbewusste Menschen machen den Fehler, als Grundlage für die Zubereitung „rohköstlicher" Süßigkeiten Trockenfrüchte (Datteln, Feigen, Rosinen, Aprikosen, Bananen), Obst und Nüsse oder sogar Getreidemehle zu verwenden. Das kann anfangs gut funktionieren. Aber einige wundern sich dann über vermehrte Blähungen, schlechte Verdauung, vermehrtes Frieren, Gewichtsabnahme, Bindegewebsschäden, verfrühte Alterung oder Zahnschäden. Günstiger ist es, die Süßigkeiten kohlenhydratarm zuzubereiten, wie es im nachfolgenden Abschnitt vorgeschlagen wird.

Bei Fruktoseunverträglichkeit (– sie kann mit einem Stuhltest oder einem Atemtest diagnostiziert werden) ist Obst gar nicht zu empfehlen; davon sind 30 bis 60 % der Bevölkerung betroffen. Auch wenn Sie Obst vertragen, sollte es nur in Maßen verwendet werden. Denn es enthält zu wenig Vitalstoffe und zu viel Fruchtzucker.

Eine Ausnahme bilden Südländer, die genetisch bedingt einen höheren Obstanteil tolerieren können. Wenn Sie oder Ihre Vorfahren also beispielsweise aus Süditalien stammen, dann werden Sie mit Früchten keine Probleme haben. Falls Sie trotzdem gerne Obst essen, dann ist es günstig, es für sich alleine und auf nüchternem Magen zu verzehren. Und der Obstanteil in der Gesamternährung sollte nicht mehr als 20 bis 30 % ausmachen.

Außerdem sollten Sie Obst nur in der warmen Jahreszeit essen (im Winter führt das zu ständigem Frieren und Frösteln) und die kohlenhydratarmen Sorten bevorzugen. Das sind nicht die beliebten Hybridpflanzen ohne Samen („kernlos"), sondern (im Gegenteil) samentragende und vermehrungsfähge Sorten sowie meist *alte* Apfelsorten wie Brettacher-, Winterambur- oder Boskop-Äpfel, Grapefruit (nicht die *Sweety*), Zitronen, Bitter- oder Blutorangen, Kaktusfeigen. Früchte mit wenig Fruchtzucker, die also bei Fruktoseunverträglichkeit besser vertragen werden, sind Papayas, Kaktusfeigen und wilde Aprikosen. Trockenfrüchte sollten Sie generell meiden oder nur ausnahmsweise und eingeweicht essen; sie enthalten hochkonzentrierte Zuckerarten und können beispielsweise zu größeren Zahnschäden führen als Fabrikzucker. Beeren, vor allem Wildbeeren, können Sie hingegen reichlich essen! Besonders gesund sind wilde Heidelbeeren, wilde Brombeeren und Himbeeren. Schmackhaft sind Johannisbeeren, Stachelbeeren, Moosbeeren und Walderdbeeren. Die Beeren können auch gut eingefroren (oder in gefrorener Form, in Bio-Qualität gekauft) werden und dienen dann als Vorrat für den Winter.

*

Süßes schmeckt allen gut. Die im Handel erhältlichen Süßigkeiten, Kuchen, Kekse und Ähnliches sind aber gesundheitsschädlich und eine der Hauptursachen für Krankheiten. Sie einfach wegzulassen fällt uns erfahrungsgemäß oft nicht leicht. Es gibt jedoch gesunde Alternativen, die Sie selbst zubereiten können und ohne Einschränkung genießen dürfen.

Als gesunde Süßungsmittel dienen Stevia-Sirup (ohne Konservierungsstoffe), Xylit-Pulver aus Baumrinde (nicht aus Mais – meist Genmais – wie das meiste im Handel befindliche Xylit!) und die Aminosäure L-Glycin. L-Glycin selbst hat außerdem andere gute Eigenschaften: Es stillt den Appetit, beruhigt, stärkt das Immunsystem und ist Bestandteil der Entgiftungssubstanz Nummer1 des Körpers – Glutathion.

## *Süße Rezeptvorschläge*

**Beereneis**

Eingefrorene Beeren (Himbeeren, Heidelbeeren, Brombeeren, Beerenmischung) mit verdünntem Mandelmus oder süßer Sahne vermischen, mit Stevia-Sirup, Xylit, Glycin oder Zimt süßen und im Mixer fein crunchen. Oder frische Beeren mit den Zutaten vermixen, in eine Eisform gießen und in das Gefrierfach legen.

**Schokolade**

- *Variante 1 (für 4 Personen):* 200 g Leinsamen fein mahlen und mit 20 Tropfen Stevia-Sirup, 4 Esslöffel Xylit- oder 4 Esslöffel Glycin-Pulver und 50–100 g rohem Bio-Kakaopulver mischen. Gewürze wie Zimt, Lebkuchengewürz oder echte Vanille können nach Belieben hinzugefügt werden. In einem Topf etwa 200 ml rohes Kokosmus oder 200 ml natives Kokosöl (für Nichtveganer: Butter) oder rotes Palmfett erwärmen, bis es flüssig ist (Alternative: Hanföl). Das Leinsamenpulver hinzugeben und unter gründlichem Rühren zu Streusel werden lassen. Diese Schokolade kann schon warm genossen werden oder abgekühlt oder sogar als Eis.
- *Variante 2:* Statt Leinsamen kann man für Variante 1 auch Mandelmus als Grundlage verwenden.
- *Variante 3:* Wie Variante 1, nur ohne Leinsamenmehl. Das Kakaopulver wird direkt in das verflüssigte Kokosmus, in das Kokosöl, das Palmfett oder die Butter eingerührt. Danach in Eisformen gießen und ins Gefrierfach stellen. Dort wird es schnell fest.
- *Variante 4 – Nuss-Nougat-Creme:* Haselnüsse (oder andere Nüsse oder Hanfsamen, Sesam, Sonnenblumenkerne) fein mahlen, Kokosfett leicht erwärmen, Bio-Lezithin-Paste und Xylit oder Glycin oder Stevia hinzufügen. Rohes Kakaopulver dazugeben. Das Ganze so bemessen, dass es auch nach dem Abkühlen noch streichfähig ist. Für Nichtveganer kann als Grundlage auch Butter verwendet werden.
- *Variante 5 – Spirulina-Schokolade:* Spirulinapulver zusammen mit Kakaopulver, Xylit, Vanillepulver und Wasser verrühren. Achtung: Spirulina quillt stark auf; deshalb nicht zu viel Spirulina einsetzen: etwa 3 Esslöffel in einer Tasse Wasser. Falls die Masse nach dem

Rühren noch zu flüssig ist, unter Rühren so lange Spirulinapulver nachstreuen, bis die Masse streichfähig wird.

- *Variante 5:* Statt Kakaopulver werden bei den Varianten 1 bis 4 rohes Carobpulver und/oder rohe Erdmandelflocken oder deren Mehl verwendet. (Carobpulver wird aus den Schoten des Johannisbrotbaums gewonnen. Erdmandeln sind kleine, traubengroße Wurzeln von Süßgräsern.)

**Wilder Rohkostkuchen**

Gemahlene Hanfnüsse (oder Mandeln) und/oder gemahlene Leinsamen und/oder gemahlene Chiasamen (Menge je nach gewünschter Größe des Kuchens) mit einem grünen Smoothie vermischen; dafür hier keine bitteren Pflanzen verwenden – es eignen sich Lindenblätter, Sauerampfer, Brennnesseln und Karotten; Glycin, Xylit oder Stevia-Sirup zum Süßen dazugeben, bis es angenehm süß schmeckt; eine Zeit lang quellen lassen. Statt des Wildpflanzensmoothies können Sie auch warmes Wasser oder Kokoswasser nehmen. Nur so viel von der Flüssigkeit verwenden, dass eine formbare, nicht zu nasse Masse entsteht, von der Konsistenz her ähnlich wie Knete.

Dieser Masse dann Beeren oder fein geriebene Karotten untermischen und sie auf einem Tortenboden platt drücken, mit einer Dicke von etwa 0,5 bis 1 cm (sodass sie einem Tortenboden ähnelt). Kokosflocken, Lebkuchengewürz, Vanille und/oder Zimt können auf den Tortenboden gestreut werden. Das Ganze in einem Dörrapparat oder Dörrsieb oder Dörrschlauch mit Lüfter oder im Backofen bei niedrigster Hitze trocknen lassen. Auf diesen Boden können danach Beeren oder Früchte, eine Creme auf der Grundlage von Avokados und Bananen (mit dem Zauberstab mixen), Orangen oder Ähnliches gelegt werden. Für eine obstfreie Variante eignet sich als Belag eine Mischung aus Avokados und fein geriebenen Karotten.

**Rohkostcracker und Rohkostchips**

- *Süße Variante:* Leinsamen (ganz) einweichen, dann mit süßen Wurzeln (wie Karotten, Pastinaken, Topinambur) oder mit süßen bis neutralen Gemüsen (Gemüsefenchel, Kürbis, Zucchini oder Gurken) durch den Fleischwolf drehen. Lebkuchengewürz, Vanille,

Kokosraspel oder Zimt, Xylit oder Stevia-Sirup dazugeben. Die Masse auf einem Dörrsieb oder Backblech (Backpapier vorher mit Olivenöl einpinseln) flachdrücken (etwa 0,4 cm dick). Bei 40–50 °C im Backofen oder in speziellen Dörrapparaten trocknen lassen. (Man kann den Leinsamen auch weglassen.)

- *Pikante Variante* (als leckere Alternative zu etwas Süßem): Leinsamen einweichen, mit Brokkoli, Karotten, Gartenkräutern oder Wildkräutern, Zwiebeln und Knoblauch durch den Fleischwolf drehen. Die Masse löffelweise dünn (etwa 0,4 cm) auf ein Backblech oder Dörrsieb aufstreichen. Bei 40–50 °C im Backofen trocknen lassen. Diese Cracker schmecken wie Kartoffelchips! Man kann sie auch mit Avokado bestreichen und pizzaartig belegen: mit Zwiebeln, Tomatenscheiben, Paprika, Oliven. Falls Sie es salzig mögen, können Sie das Ganze auch mit Stein- oder Kristallsalz und mit im Handel erhältlichen Trockenkräutermischungen würzen: Pizzagewürz, Salatgewürz, Pastagewürz. (Bei Bluthochdruck und Ödemen bitte kein Salz verwenden!)

*

Hier noch ein Tipp – Ersatz für Milch oder Sahne (in den Rezepten weiter oben zu verwenden):

- Eingeweichte Mandeln (oder andere Nüsse) auf der Muskatreibe fein reiben. Die Späne mit warmem Wasser verdünnen. Nun haben Sie selbst gemachtes Nussmus.
- Oder: fertiges Nussmus aus ungerösteten Nüssen (erhältlich in Bio-Läden oder Reformhäusern) mit Wasser verrühren (etwa 1 Teil Mus auf 5 bis 10 Teile Wasser).

So weit meine Vorschläge zum Versüßen Ihrer neuen Ernährungs- und Lebensweise. Beim Erfinden weiterer Varianten sind Ihrer Fantasie keine Grenzen gesetzt. Lassen Sie sich aber nicht dazu verleiten, vor lauter Begeisterung nur noch Rohkost*süßigkeiten* zu essen. Viele Rohköstler haben ihre Gesundheit mit Früchten, Nüssen und Trockenfrüchten ruiniert. Am wichtigsten ist nach wie vor das rohe Blattgrün (Chlorophyll), das möglichst 50 % Ihrer Frischkost ausmachen sollte! Je mehr, desto besser.

# Meine Rangliste der heilkräftigsten Nahrungsmittel

Hier finden Sie meine „Hitliste" der gesündesten Nahrungsmittel:

1. Wildkräuter, Baum- und Beerenblätter, Nadelbaumtriebe, Moose
2. Grüne, bittere Blattsalate und Gartenkräuter (Frisée-, Endivien-, Feldsalat, Zuckerhut, Portulak, Postelein, Petersilie, Schnittlauch, Basilikum, Rosmarin, Koriander, Oregano, Majoran, Thymian, Melisse, Dill ...); unbelastete Meeresalgen (wie Nori, Wakame, Dulce aus dem Nordatlantik) und Süßwasseralgen (Spirulina, Chlorella)
3. Grüne, süße Blattsalate (Batavia, Lollo rosso, Romana, Eisberg-, Eichblatt-, Kopfsalat)
4. Oberirdisch gewachsene Gemüse (alle Kohlarten, Fenchelknollen, Selleriestangen ...)
5. Gemüsefrüchte (Gurken, Avokados, Tomaten, Auberginen) und Beeren bzw. zuckerarme Früchte (Brombeeren, Heidelbeeren, Moosbeeren, Himbeeren, Preiselbeeren, Johannisbeeren, Stachelbeeren, Erdbeeren, Zitronen, bittere Grapefruit, grüne Papaya, Durian) und fermentierte Nahrung wie Natto, Tempeh, rohes Sauerkraut, milchsauer vergorenes Gemüse

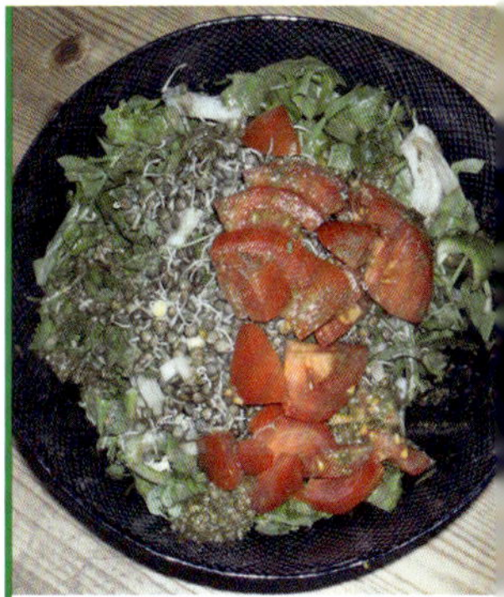

6. Unter der Erde gewachsene Gemüse bzw. Wurzelknollen: Sellerie, Karotten, Rote Beete, Pastinaken, Petersilienwurzel, alle Retticharten, Rübenarten, Erdmandel, Topinambur, Lichtwurzel, Löwenzahnwurzel ... (Diese sollten Sie nie erhitzen und nur wenig davon essen.)
7. Hülsenfrüchte (am besten gekeimt: Mungobohnen, Linsen, Kichererbsen), Pilze, eingeweichte Samen (Leinsamen, Chiasamen, Sesam, Sonnenblumenkerne, Mohn, Kürbiskerne), eingeweichte Nüsse (Hanfnüsse, Mandeln, Kokosnuss, Hasel-, Wal-, Para-, Pekan-, Zedern-, Macadamianüsse, Pinienkerne)
8. Eier: Sie sind hier „erlaubt". Die Urmenschen hatten teilweise einfachen Zugang zu Eiern, mehr als zu Milch oder Fleisch. Für manche von Ihnen kann es sinnvoll sein, Eier zu essen. Sie *müssen* es aber nicht. Das Eigelb hat den höchsten Gehalt an Vitalstoffen. Die

Eigelbhaut enthält Verdauungsenzymhemmer. Man kann sie entfernen, indem man das intakte Eigelb vom Eiweiß trennt und dann ansticht: Den Inhalt herausfließen lassen und die Eihülle in Fetzen entfernen.

## Grün essen im Winter?

Nach der Umstellung auf die vitalstoffreiche, rohkostbetonte Ernährung werden Sie bald feststellen, dass Sie mehr Körperwärme haben und weniger frieren. Doch im Winter sind die Möglichkeiten zur Versorgung mit Wildkräutern oft stark eingeschränkt.

Eine Möglichkeit der Überbrückung ist Gras- und Wildkräuter*pulver* in Rohkostqualität. Hochkonzentrierte Chlorophyllspender sind die Algenpräparate (Presslinge) aus Chlorella und Spirulina. Auch *getrocknete* Kräuter wie Brennnessel, Löwenzahn, Bärlauch, Knopfkraut oder Gartenkräuter schmecken gut, wenn man sie über den Salat streut. Wintersalate wie Zuckerhut, Endivien- und Feldsalat bilden eine gute Salatgrundlage. Die Kohlarten und andere Gemüse (Lauch, Wurzeln) sind den ganzen Winter über erhältlich. Zum Glück können wir in unseren Breiten auch auf die Gemüse- und Salatversorgung aus südeuropäischen Ländern zurückgreifen. In der freien Natur finden sich im Winter als Wildpflanzen Brombeerblätter, Baumknospen, Nadelbaumtriebe, Moose, Flechten, Gras und Vogelmiere.

Für den Winter können Sie auch haltbare *Sauergemüse* nach Art unserer Vorfahren selbst herstellen und in einem Steinguttopf (10–20 l) aufbewahren:

Reiben Sie beispielsweise Weißkohl fein, mischen Sie, falls Sie das im Herbst oder schon im Frühjahr tun, Wildkräuter und Bärlauch darunter und stampfen Sie diese Mischung in dem Topf so lange, bis das Pflanzenwasser übersteht. Etwas Apfelessig dazugeben. Dann saubere Holzbrettchen oder Steine zum Beschweren der Masse auflegen.

Legen Sie den Deckel darauf und geben Sie kochendes Wasser in die Deckelrinne des speziellen Steinguttopfes (– er hat eine Rinne am oberen Rand). Das Wasser dichtet den Inhalt luftdicht ab, lässt aber umgekehrt den Überdruck aus dem gärenden Gefäßinneren nach außen entweichen (– das ist an einem „Blubb“-Geräusch in regelmäßigen Abständen leicht erkennbar).

Das Wasser sollte von Zeit zu Zeit aufgefüllt werden. In den ersten 10 Tagen sollte der Topf nicht geöffnet werden. Den Topfinhalt sollten Sie mindestens 2 Wochen gären lassen. Bei Zimmertemperatur gärt er schneller als bei Kälte. Er darf nie einer Temperatur unter 0 Grad ausgesetzt sein. Der Gärvorgang macht sich durch regelmäßiges „Blubbern“ bemerkbar. Das Sauergemüse kann nach 2 Wochen frisch zum Salat gegessen oder in saubere Gläser gefüllt werden – zum Lagern im Keller. Es ist lange haltbar. Es kann auch länger gären, dabei wird es immer saurer. Traditionell werden vor dem Gären Wacholderbeeren hinzugefügt.

Eine andere Vorsorge für den Winter: Im Frühjahr bietet es sich an, *Bärlauchpesto* herzustellen.

Dazu wird Bärlauch, alleine oder gemischt, beispielsweise mit Brennnesseln, Fichtentrieben, Buchenblättern oder Giersch, durch den Fleischwolf gedreht. Etwas Salz und natives Olivenöl dazugeben sowie Gewürze nach Belieben, auch Kurkuma. Diese Mischung wird in Gläser abgefüllt und ist im Keller bis zu drei Jahre haltbar. Manchmal findet im Glas eine Milchsäuregärung statt, die das Bärlauchpesto noch schmackhafter und weniger scharf macht. Statt Bärlauch können auch Schnittlauch oder Knoblauch auf diese Art zusammen mit Wildpflanzen verarbeitet werden.

Selbst wenn Sie einmal völlig eingeschneit und von den üblichen Versorgungsmöglichkeiten abgeschnitten sein sollten, brauchen Sie nicht auf frische Nahrung zu verzichten. Sie können im Sommer schon große Balkonkästen mit Wildgras, Löwenzahn, Sauerampfer, Scharfgarbe und Gartenkräutern (zum Beispiel Schnittlauch) bepflanzen oder einsäen. Beim ersten Frost werden diese dann in die Wohnung geholt und wachsen auf der Fensterbank prächtig.

Auch mit Keimlingen lassen sich im Winter vitamin- und enzymreiche Lebensmittel herstellen (siehe oben). Besonders gut wachsen Dinkel, Roggen oder Weizen. Man keimt sie in Keimboxen etwa 3 Tage an und streut sie dann auf eine mit Erde oder Kompost bedeckte flache Schale. Für einen Tag werden sie abgedeckt. Danach bleiben sie offen und werden regelmäßig gegossen. Nach 10 Tagen sind sie erntereif. Wenn sie etwa 5 bis 18 cm hoch sind, können sie entsaftet werden. Getrocknete Pilze runden das Ganze ab (– sie enthalten viel Vitamin D). Gegen Ende des Winters ist auch ein Fasten sinnvoll (Fastenzeit) – so, wie es verschiedene Naturvölker praktizieren, etwa die Hunzukuc oder Hunza im Himalaja.

# Schlusswort

„Grün essen!“ heißt: ganz oder teilweise umsteigen auf vitalstoffreiche, pflanzliche, „grünbetonte“ Frischkost. Damit essen Sie sich gesund. Die Schlüssel zum Erfolg:

- Mindestens 50 % Ihrer Nahrung (besser mehr) sollten aus pflanzlicher Frischkost bestehen.
- Mindestens 50 % dieser pflanzlichen Nahrung sollten den grünen Pflanzenfarbstoff Chlorophyll enthalten.
- Ihre Nahrung sollte arm an tierischen Produkten, an Fetten und Kohlenhydraten sein.
- Mit gelegentlichen Darmreinigungen, mit Kurzzeitfasten, Fasten mit frischen Wildpflanzen- und Gemüsesäften und der Einnahme von Heilerde plus Flohsamen/Chiasamen optimieren Sie die gesundheitlichen Wirkungen.
- Regelmäßige Einnahme von Magnesium in organischer Form (zwischen 600 und 1800 mg, am besten vor dem Schlafengehen) und von Basenmischungen am Morgen unterstützt die Ernährungsumstellung und schützt vor möglichen anfänglichen Entgiftungskrisen.
- Bei Krankheiten kann es anfangs sinnvoll sein, zusätzliche Nahrungsergänzungen einzunehmen, die alle Vitalstoffe und wirkungsvolle Kräuter enthalten. Sinnvoll ist auch die Einnahme von Lezithin aus biologischem Anbau.

Mit dieser Ernährungsform tun Sie nicht nur sich selbst etwas Gutes – Sie leisten zusätzlich einen wichtigen Beitrag gegen den Hunger auf der Welt, gegen sozialen Unfrieden, Artensterben und Umweltzerstörung. Sie haben es selbst in der Hand – beginnen Sie jetzt – in Ihrer Küche!

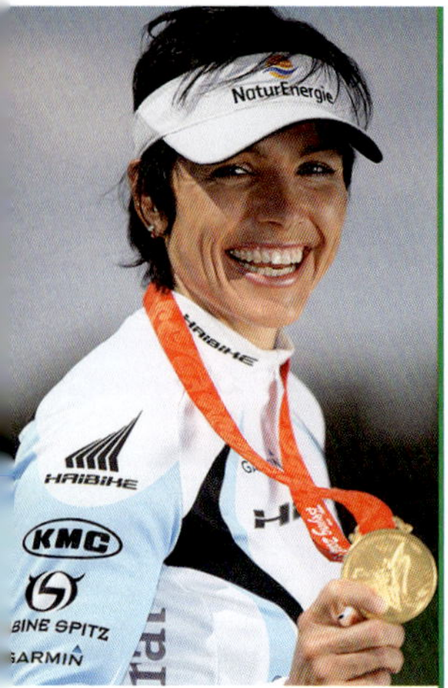

# Nachwort von Sabine Spitz

Im Berufssport ist es – wie auch sonst im Leben – wichtig, eine möglichst hohe körperliche und geistige Leistungsfähigkeit zu erlangen. Sie soll ohne Verschleiß oder Gesundheitsschäden lange Zeit erhalten bleiben. Im Leistungssport spielen besonderes Talent und ausgeklügelte Trainingsmethoden eine tragende Rolle für den Erfolg. Viele Hochleistungssportler können damit in jungen Jahren beachtliche Extremleistungen erbringen, doch nicht selten lässt dies zu schnell nach. Nicht wenige Topsportler werden durch Krankheiten oder Gelenkschäden zurückgeworfen. Manche müssen ihre Karriere deswegen vorzeitig beenden.

Es ist meine Überzeugung, dass eine optimierte Lebensweise, minimierte Giftbelastungen und erstklassige Ernährungsfaktoren für konstante Höchstleistungen maßgeblich sind. Mit dem ausgefeilten Konzept von Dr. Mutter, das meine persönlichen Belastungen, Stoffwechselwerte, Unverträglichkeiten und Ernährungsfaktoren berücksichtigt, konnte ich schnell Erfolge erzielen. Wachgerüttelt durch Dr. Mutters frühere Fachbücher konnte ich mich schon bald für die sichere Amalgamentfernung und für natürliche Entgiftung begeistern. Eine für meinen Stoffwechsel und die intensiven Trainingsphasen optimierte Ernährung und hochklassige Nahrungsergänzungsmittel haben entscheidend dazu beigetragen, dass ich auch mit 41 Jahren nicht zum „alten Eisen" gehöre und mit 15 bis 20 Jahre jüngeren Weltklassesportlerinnen konkurrieren kann. Und das in einer Sportart, in der maximale Schnellkraft und Spitzenausdauerleistungen erforderlich sind, die eigentlich nur in jungen Jahren erbracht werden können. Der entscheidende Vorteil von Dr. Mutters Therapie gegenüber herkömmlichen Maßnahmen ist, dass als „Nebenwirkung" die Gesundheit erhalten bleibt. Dafür bin ich sehr, sehr dankbar!

Ich freue mich, dass dieses einzigartige, wichtige Wissen nun auch an andere Menschen, die ihre Gesundheit und ihr Leben verbessern wollen, weitergegeben wird. Das Buch sollte in keinem Haushalt fehlen – auch nicht in medizinischen Einrichtungen oder Schulen. Es ist lebenswichtig für jeden. Ich wünsche diesem Buch deshalb weite Verbreitung und großen Erfolg!

*Sabine Spitz*

Niederhof, im September 2012

*

Sabine Spitz ist mit ihrem Mountainbike eine der weltweit erfolgreichsten Radsportlerinnen (u. a. Gold, Silber und Bronze bei Olympischen Spielen, zweifache Weltmeisterin, achtfache Vizeweltmeisterin, dreifache Europameisterin, vierzehnfache Deutsche Meisterin). Sie hat sich mit ihrer konsequenten Anti-Doping-Haltung verdient gemacht und mit einer eigenen Stiftung für benachteiligte Jugendliche oder als Botschafterin von INVIA hat sie sich auch sozial engagiert. Dafür wurde sie vom IOC 2009 mit der „IOC-Trophy“ ausgezeichnet. (www.sabine-spitz.com)

# Anhang

# Fachwortverzeichnis

**Acrylamid:** giftige Substanz, die beim Erhitzen von Stärke oder Zucker entsteht, die Nerven schädigt und Krebs verursachen kann; kommt besonders in Chips oder Crackern, aber auch in Keksen und Kuchen vor.

**Adenosintriphosphat (ATP):** ein Stoff, mit dem der Körper in den Zellen Energie kurzfristig speichert und weitergibt. Wird besonders effektiv in den Mitochondrien gebildet, unter Verbrauch von Sauerstoff. Es gibt eine zweite Form der ATP-Erzeugung ohne Sauerstoff (anaerob), die im Zellplasma stattfindet; dabei wird aber ein Mehrfaches an Nährstoffen verbraucht und es entsteht Milchsäure.

**Anämie:** Blutarmut; genauer: eine zu niedrige Zahl von roten Blutkörperchen. Es gibt verschiedene Ursachen: Blutverlust, Krebserkrankungen, Mangel an Vitamin $B_6$, $B_{12}$, Folsäure, Eisen oder Kupfer.

**Arteriosklerose:** „Verkalkung" der Gefäße; genauer: eine Verengung der Arterien, das sind die Blutgefäße, die frisches Blut vom Herzen zu den Körperorganen führen. Als Ursache wird heute eine unterschwellige Entzündung angesehen, u. a. mit einem besonderen Cholesterin, dem besonders reaktionsfähigen Lipoprotein alpha und oxidiertem LDL-Cholesterin.

**Autoimmunerkrankung:** eine Erkrankung, bei der das Abwehrsystem körpereigene Strukturen angreift und zerstört (z. B. Gelenkknorpel bei Polyarthritis, Nervenhüllen bei Multipler Sklerose).

**Body-Mass-Index (BMI):** eine Zahl, die Unter-, Normal- oder Übergewicht anzeigt, indem sie das Gewicht relativ zur Größe betrachtet. Sie gilt nur für Erwachsene und es werden je nach Altersgruppen und Geschlecht unterschiedliche Normwerte festgelegt. Das Körpergewicht wird durch die Größe im Quadrat dividiert. BMI 20–24,9 = Normalgewicht, 25–30 = übergewichtig, ›30 = adipös oder „fett", ‹20 = untergewichtig. Der BMI ist ungenau. Besser ist es, den Körperfettanteil zu messen.

**Brenztraubensäure (Pyruvat):** energiereiches Molekül; kommt in der Atmungskette vor, die aus Zucker Energie in Form von ATP herstellt. Im Optimalfall steht Pyruvat im Gleichgewicht mit

Milchsäure (Laktat). Bei Störungen der Energieerzeugung erhöht sich der Laktatwert und Pyruvat ist zu niedrig.

**Chlorophyll:** grüner Farbstoff der Pflanzen, mit dem sie die Fotosynthese bewirken (Erzeugung von Energie aus Sonnenlicht und Wasser).

**Cholesterin:** Fett transportierendes Molekül, des aus Eiweißen, Lezithinen und Fettstoffen besteht. Es ist ein Transporter für Fett im Körper. Das LDL-Cholesterin wird für Arteriosklerose verantwortlich gemacht. Das „gute" HDL-Cholesterin kann dies verhindern. Cholesterin ist der Baustoff für viele Hormone. Cholesterin kann der Körper selbst herstellen, es kommt aber auch in tierischen Produkten vor.

**Chromosom:** Bestandteile im Zellkern, in denen das Erbgut gespeichert wird. Sie bestehen aus DNA. An ihren Enden gibt es Telomere, die verhindern, dass es beim Ablesen der Informationen zu Störungen kommt.

**DNA:** Desoxyribonukleinsäure, Träger der Erbinformation und der Gene. Sie bestehen aus vier Basen, die sich zu Paaren anordnen, und dem Zucker Ribose. Aus ihnen werden u. a. die Chromosomen aufgebaut.

**Enzyme:** Substanzen, die chemische Reaktionen schneller und energetisch günstiger ablaufen lassen, ohne dabei verbraucht zu werden. Ohne Enzyme ist Leben unmöglich; dies gilt für alle Lebewesen.

**Erythrozyten:** rote Blutkörperchen, transportieren den Sauerstoff im Blut

**Ethanol:** der trinkbare Alkohol. Andere Alkohole wie Methanol sind dagegen giftig.

**Fettsäure:** eine Kette aus Kohlenwasserstoffen. Es gibt gesättigte Fettsäuren (die bei Raumtemperatur fest sind, z. B. viel in Kokos- oder Palmfett enthalten), einfach ungesättigte Fettsäuren (hier besteht zwischen zwei Kohlenstoffatomen eine Doppelbindung, z. B. Ölsäure wie in Olivenöl und Rapsöl) und mehrfach ungesättigte Fettsäuren (– hier bestehen zwei, drei oder mehrfache Doppelbindungen). Je ungesättigter eine Fettsäure ist, desto flüssiger ist sie. Da Doppelbindungen chemisch instabil sind, können sie durch Licht, Hitze oder Sauerstoff schnell verändert werden; das macht die Fettsäure giftig. Mehrfach ungesättigte Fettsäuren sind lebenswichtig und müssen zugeführt werden.

**Fungizide:** Substanzen, die Pilze abtöten

**GLYX (glykämischer Index):** gibt an, wie schnell ein Kohlenhydrat in Nahrungsmitteln vom Körper aufgenommen wird und den Blutzuckerspiegel erhöht. Für Traubenzucker ist der Index 100, der höchste Wert, den es gibt. Je niedriger der Index, desto langsamer wird das Kohlenhydrat aufgenommen. Werte unter 50 gelten als gesund.

**Herbizide:** Substanzen, die Kräuter abtöten, z. B. „Unkräuter" in der konventionellen Landwirtschaft

**Histamin:** Botenstoff im Körper, der Schwellungen, Jucken, Schmerzen und Überwärmung auslöst und bei Allergien eine Rolle spielt. Weiterhin ist es ein Wachheit fördernder Botenstoff im Gehirn; er stimuliert auch die Magensäureproduktion.

**Immunglobuline:** Abwehrstoffe in unserem Körper

**Insektizide:** Substanzen, die Insekten töten, z. B. in Holzschutzmitteln oder Pflanzenschutzmitteln

**Insulinresistenz:** ein Zustand, in dem im Körper genug oder sogar zu viel Insulin vorhanden ist, dieses aber nicht wirkt. Das bedeutet, normale Insulinmengen reichen nicht mehr aus, den Blutzucker in die Zellen zu befördern. Insulin stimuliert normalerweise die Zellen, Zucker aufzunehmen. Insulinresistenz ist eine der Ursachen für Diabetes mellitus.

**Kohlenhydrate:** Oberbegriff für Stärke und Zuckerarten. Sie bestehen aus Ketten von Kohlenstoffen, an die Hydratreste, also Wasserstoff und Sauerstoff, gebunden sind. Sie sind enthalten in Getreide, Früchten, Ballaststoffen und Gemüse.

**Lymphozyten:** Unterform der weißen Blutkörperchen (Leukozyten)

**Methanol:** giftiger Alkohol, umgangssprachlich als Fuselalkohol bezeichnet.

**PH-Wert:** ein Maß dafür, wie sauer oder basisch ein Stoff ist. Reines Wasser hat einen pH-Wert von 7, alles darunter ist sauer, alles darüber basisch. Unser Körper sollte sich im basischen Bereich befinden.

**Spurenelemente** (wie Eisen, Jod, Molybdän, Chrom, Selen, Mangan, Zink): Elemente, die für den Menschen in *geringsten* Mengen lebenswichtig sind. Im Gegensatz dazu sind Mineralstoffe Elemente, die in *größeren* Mengen lebenswichtig sind.

**Trans-Fettsäuren:** gesundheitsschädliche Fettsäuren, die bei Erhitzen oder Härten von natürlichen mehrfach ungesättigten Fettsäuren entstehen. In der Natur kommen sie praktisch nicht vor (– nur in geringen Mengen in Mägen von Wiederkäuern).

**Vitamine:** für fast alle Stoffwechselprozesse lebenswichtige Moleküle, die von außen (über die Nahrung) zugeführt werden müssen. Ausnahme ist Vitamin D, das in der Haut durch UV-B-Licht entsteht.

**Vitaminoide:** Moleküle wie Coenzym Q1, Q10, Carnitin, Alpha-Liponsäure, die der Körper herstellen kann, wenn er gesund und nicht vergiftet ist. Sie werden bei Kranken aber meist nicht in ausreichender Menge hergestellt, sodass sie zusätzlich zugeführt werden müssen.

# Quellenverzeichnis


1. Auf Deutsch liegen von Markus Rothkranz die folgenden Titel vor: *Heile dich selbst*, Emmendingen: Nietsch, 2010; *Heile dich schön*, Emmendingen: Nietsch, 2012; *Heile dich reich*, Emmendingen: Nietsch, 2012.
2. Dörner, Klaus: *Die Gesundheitsfalle. Woran unsere Medizin krankt,* München: Econ, 2003
3. Klaus Dörner im *Deutschen Ärzteblatt,* 2002, 99 [38]: A-2464
4. Zitiert nach: *Die Bibel* [Deutsche Ausgabe mit den Erläuterungen der Jerusalemer Bibel], Freiburg: Herder, 1968
5. Badgley, Catherine, und Perfecto, Ivette: "Can organic agriculture feed the world?", in: *Renewable Agriculture and Food Systems*, Nr. 22(2), S. 80–85, Juli 2007
6. Nach: *Acrylamid in Lebensmitteln,* Stellungnahme Nr. 043/2011 des Bundesamtes für Risikobewertung (BfR) vom 29. Juni 2011
7. Pottenger, Francis Marion: *Pottengers Cats: A Study In Nutrition*, Cancer Book House, 1983;
   vgl. auch: Albert von Haller: *Die Küche unterm Mikroskop. Forscher ergründen Macht und Geheimnis der Nahrung*, Düsseldorf: Econ, 1959; derselbe: *Gefährdete Menschheit,* Stuttgart: Hippokrates, 1994;
   Max Otto Bruker: *Unsere Nahrung unser Schicksal*, Lahnstein: emu, 2009;
   Werner Kollath: *Die Ordnung unserer Nahrung,* Stuttgart: Haug, 2005;
   R. McCarrisson: *Nutrition and National Health,* London: Faber & Faber, 1944, zitiert in: Semmler, E.: *Rohkost. Historische, therapeutische und theoretische Aspekte einer alternativen Ernährungsform,* Dissertation am Institut für Ernährungswissenschaft der Justus-Liebig-Universität Gießen, 2006
8. Nach Derek E. Wildman et al.: „The role of natural selection in shaping 99.4 % identity between humans and chimpanzees at nonsynonymous DNA sites: Implications for enlarging the genus Homo", erschienen als Online-Vorabveröffentlichung der Fachzeitschrift *Proceedings of the National Academy of Sciences* (PNAS), auffindbar unter dem DOI „10.1073/pnas.1232172100"
9. Quellen für diesen Rückblick: Hans Lichtenfelt: *Die Geschichte der Ernährung*, Berlin: G. Reimer, 1913, und: Paderborn: Salzwasser, 2012; Albert von Haller, a.a.O.; Ralph Bircher: *Bircher-Benner – Leben und Lebenswerk*, Zürich / Bad Homburg: Bircher-Benner-Verl., 1959; Siegfried Pater: *Dr. med. Max Otto Bruker, der Gesundheitsarzt*, Bonn: Retap, 2001
10. Cindy D Davis und Sharon A Ross: "Evidence for dietary regulation of microRNA expression in cancer cells"; und: "The Role of MicroRNAs in Cholesterol Efflux and Hepatic Lipid Metabolism", in: *Annual Review of Nutrition* Vol. 31/2011: S. 49–63

11. Vgl. Dariush Mozaffarian et al.: “Trans Fatty Acids and Cardiovascular Disease“, in: *N Engl J Med* 2006; 354: S. 1601–1613; für Krebs: Véronique Chajès et al.: “Association between Serum trans-Monounsaturated Fatty Acids and Breast Cancer Risk in the E3N-EPIC Study”, in: *American Journal of Epidemiology*, Volume 167, Issue 11, S. 1312–1320

12. W. Lutz, G. Andresen und E. Buddecke: „Untersuchungen über den Einfluß einer kohlenhydratarmen Langzeitdiät auf die Arteriosklerose des Huhnes“, in: *Zeitschrift für Ernährungswissenschaft*, Bd. 9, Nr. 2–3, S. 222–232

13. Christensen, F., Prange, I., und Dam, H.: “Composition of the bladder bile of young white mice reared on a diet causing formation of cholesterol gallstones in young hamsters“, in: *Zeitschrift für Ernährungswissenschaft*, 1962, Nr. 3, S. 117–121

14. John Yudkin: *Süß, aber gefährlich,* Hamburg: Hoffmann und Campe, 1974

15. Bertrand Matthäus: *Leindotteröl – ein altes Pflanzenöl mit neuer Zukunft?*, in: *Ernährungs-Umschau* 01/04, S. 12 ff.

16. Vgl.: Albert von Haller, a.a.O.

17. Nach Ralph Bircher: *Geheimarchiv der Ernährungslehre*, Bad Homburg 2005, zitiert in: *Der Gesundheitsberater* 1/2006, Lahnstein: emu-Verlag, S. 4–6

18. Vgl.: Albert von Haller, a.a.O.

19. Wendt, L., und Wendt, Th.: „Der Eiweißspeicher des Menschen, seine Krankheiten und ihre Therapie“, in: *Erfahrungsheilkunde* 27/1978, S. 491–497

20. Vgl. Werner Kollath, a.a.O.

21. Colin Campbell und M. Campbell: *Die China Study und ihre verblüffenden Konsequenzen für die Lebensführung*, Bad Kötzting: Verlag Systemische Medizin, 2010

22. Vgl. etwa: www.focus.de/gesundheit/gesundheit-news/ernaehrung-dick macher-kuhmilch_aid_404123.html

23. L. M. Jacob: „Säure-Basen- und Energiestoffwechsel gesunder und maligner Zellen“, in: *Erfahrungsheilkunde* 57/2008, S. 336–344; derselbe: „RegEnergetik – neue Energie durch Darm-Leber- und Stoffwechselregeneration“, in: *Erfahrungsheilkunde* 57/2008, S. 360–365

24. Zitiert nach Albert von Haller, a.a.O.

25. E. Metschnikoff: *The prolongation of life*, New York 1907

26. Vgl. L. M. Jacob, a.a.O.

27. Gerd Herold: *Innere Medizin 2012*, Köln: Verlag Gerd Herold, 2011

28. Dr. Oomen: “Ecology of Human Nutrition in New Guinea. Evaluation of Subsistence Pattern”, in: *Ecology of Food and Nutrition* I, S. 1–16, 1971; und: Oomen: “Distribution of Nitrogen and Consumption of Nitrogen Compounds in Food, Urine and Faeces in Habitual Consumers of sweet Potatoes

and Taro", in: *Nutrition & Metabolism* 1972, 14: S. 65–82; zitiert nach: Bircher, R.: *Geheimarchiv der Ernährungslehre*, Homburg: Bircher-Benner-Verlag, 1992

29. Publiziert am 29.8.2011 in der amerikanischen Zeitschrift *Proceedings of the National Academy of Sciences*
30. C. B. Esselstyne: "Foreward changing the treatment paradigm for coronary artery disease", in: *Am J Cardiol* 1998; 82: 2T–4T; und Campbell und Campbell: *Die China Study …*, a.a.O.
31. Ströhle, A., Wolters, M., und Hahn, A.: „Die Ernährung des Menschen im evolutionsmedizinischen Kontext", in: *Wiener Klinische Wochenschrift* Nr. 121 (2009), S. 173–187
32. Vgl.: Vegetarierstudie des deutschen Krebsforschungszentrums (DKFZ), Zwischenergebnis 2003, vorgetragen beim DGE-Kongress in Potsdam, März 2003; und: Leitzmann, C., Weiger, M., und Kurz, M.: *Ernährung bei Krebs*, München: Gräfe & Unzer, 1996
33. Vgl. etwa: www.derstandard.at/1293370495537/chronische-Krankheiten-Fettsucht-macht-sich-in-Indien-breit; oder: www.derstandard.at/1333528523715/Volkskrankheiten-Globale-Diagnose-Zuckerschock; www.derstandard.at/1343744676749/Fettleibigkeit-Fakten-und-Zahlen-der-WHO
34. Vgl. mein Gutachten für *Greenpeace* von 2002 über Zuchtgarnelen und Chloramphenicol: www.greenpeace-magazin.de/index.php?id=3711; oder: *Medical Tribune* vom 14.9.2001, Seite 13: „Shrimps mit Chloramphenicol; oder: Archive.greenpeace.org/majordomo/mhonarc-test/msg01617.html
35. Publiziert im renommierten *New England Journal of Medicine* 323/1990: S. 1–6
36. Nach *Environmental Health* 2009, 8: S. 2
37. A. R. Gaby: "Adverse effects of dietary fructose", in: *Alternative Medicine Review*, 2005, 10: S. 294–306
38. Liu et al. in: *Cancer Reseach* 2010, 70: S. 6368
39. Publiziert in: *Diabetes, Obesity, and Metabolism* 2011, 13: S. 229–234
40. Russel Blaylock: *Health and Nutrition Secrets, That Can Save Your Life*, Health Press 2006
41. Max Otto Bruker: *Diabetes und seine biologische Behandlung*, Lahnstein: emu, 2011
42. M. Friedmann: "Dietary impact of food processing", in: *Ann Rev Nutr* 1992, 12: s. 119–137; zitiert in: Semmler: *Rohkost*, a.a.O.
43. Christison & Ivany: "Elimination diets in autism spectrum disorders: any wheat amidst the chaff?", in: *J Dev Behav Pediatr* 2006, 27: S. 162–71; und: Kurek et al.: "A naturrally occuring opiod peptide from cow´s milk, beta-caseomorphine-7, is a direct histamine releaser in man", in: *Int Arch Allergy Immunol* 1992, 97: S. 115–120

44. Semmler, a.a.O.

45. Das belegen Ergebnisse von Studien, z. B. Karl Probst: „Körperintelligenz und Langlebigkeit", in: *Natürlich leben* 2011, Nr. 4: S. 14–15; derselbe: „Neues aus er Telomerase-Forschung", in: *Natürlich leben* 2011, Nr. 6: S. 19–21

46. Vink et al.: „Variance components models for physical activity with age as modifier: a comperative twin study in seven countries", in: *Twin Res Hum Genet* 2011, 14: S. 25–34

47. Vgl.: www.mercola.com/sites/articles/archive/2010/12/10/are-you-using-this-powerfull-antiaging-secret.aspx; und: http://blog.rawpower.de/langlebigkeit-und-leistungsfahigkeit/#more-143

48. M. O. Bruker: *Leber-, Galle-, Magen-, Darm- und Bauchspeicheldrüsenerkrankungen*, Lahnstein: emu, 2009

49. Joachim Mutter: *Gesund statt chronisch krank,* Weil der Stadt: Fit-fürs-Leben-Verlag , 2009; derselbe: *Amalgam – Risiko für die Menschheit,* Weil der Stadt: Fit-fürs-Leben-Verlag, 3. Aufl. 2011

50. Vgl. Bibbins-Domingo et al. in: *N Engl J Med* 2010, 362: S. 590–9; Sacks & Campos in: *N Engl J Med* 2010, 362: S. 2102–12

51. Blumenthal et al. in: *Arch Intern Med* 2010, 170: S. 126–36

52. O'Donnell et al. in: *JAMA* 2011, 306: S. 2229

# Empfehlenswerte Literatur


Bircher, Ralph: *Geheimarchiv der Ernährungslehre*, Bad Homburg 2005

Bircher-Benner, Maximilian Oskar: *Vom Werden des neuen Arztes. Erkenntnisse und Bekenntnisse*, Dresden 1938; *Ordnungsgesetze des Lebens*, Bad Homburg 1992

Boutenko, Victoria: *Die Vitalrohvolution. 12 Schritte zu lebendiger Nahrung*, Aachen 2010

Brosius, Ralf: *Wildkräuter – meine Lebensretter aus der Natur*, München 2012

Bruker, Max Otto, und Ziegelbecker, Rudolf: *Vorsicht Fluor! Das Kariesproblem*, Lahnstein 2010

Bruker, Max Otto: *Leber-, Galle-, Magen-, Darm- und Bauchspeicheldrüsenerkrankungen. Ernährungsbehandlung mit vitalstoffreicher Vollwertkost*, Lahnstein 2009

Delias, Michael: *Die Heilnahrung nach den 7 Wertigkeitsstufen der Rohkost. Das große Arbeitsbuch der Rohkost*, Röthenbach-Haimendorf 2011

Fleischhauer, Steffen G.; Guthmann, Jürgen; Spiegelberger, Roland: *Essbare Wildpflanzen. 200 Arten bestimmen und verwenden*, Aarau (Schweiz) 2007

Mutter, Joachim: *Gesund statt chronisch krank* (Weil der Stadt, 2. Aufl. 2012); *Amalgam – Risiko für die Menschheit* (Weil der Stadt, 3. Aufl. 2011); *Lass dich nicht vergiften! Warum uns Schadstoffe chronisch krank machen und wie wir ihnen entkommen*, München 2012

Robbins, John: *Gesund bleiben bis 100*, Emmendingen 2012

Robins, Anthony: *Grenzenlose Energie – Das Powerprinzip*, Berlin 2004

Rothkranz, Markus: *Heile dich selbst*, Emmendingen 2010; *Heile dich schön*, Emmendingen 2012; *Heile dich reich*, Emmendingen 2012

Rütting, Barbara: *Ich bin alt und das ist gut so*, München 2007; *Was mir immer wieder auf die Beine hilft*, München 2012

von Haller, Albert: *Die Küche unterm Mikroskop. Forscher ergründen Macht und Geheimnis der Nahrung*, Düsseldorf 1959; *Gefährdete Menschheit*, Stuttgart 1994

# Bildquellenverzeichnis

Prof. Dr. Franz Daschner: Seite 10

Dr. Joachim Mutter: Seite 116, 121, 122, 123, 125, 126, 127, 129, 131, 133, 135, 142, 153, 173

Markus Rothkranz: Seite 9

Sabine Spitz: Seite 158

Pixelio.de: Seite 17 (© brit berlin), 23 (Oberlix45), 34 (Singe Kremer), 45 (Margot Kessler), 46 (Peter Röhl), 54 (Halina Zaremba), 64 (tokamuv i), 70 (gänseblümchen), 78 (gänseblümchen), 87 (Helene Souza), 95 (chocolatû1), 96 (Sarah Grazioli), 114 (Susanne Schmich), 117 (Naturfreund), 119 (Alwin Gasser), 124 Rainer Sturm), 130 (Rike).

*

# Bezugsquelleninformation

Informationen über Bezugsquellen zu den in diesem Buch erwähnten Produkten erhalten Sie auf Anfrage bei:

VAK Verlags GmbH
Eschbachstr. 5, D-79199 Kirchzarten, Deutschland
Fax: 00 49 (0) 7661 98 71 99
E-Mail: info@vakverlag.de

# Über den Autor

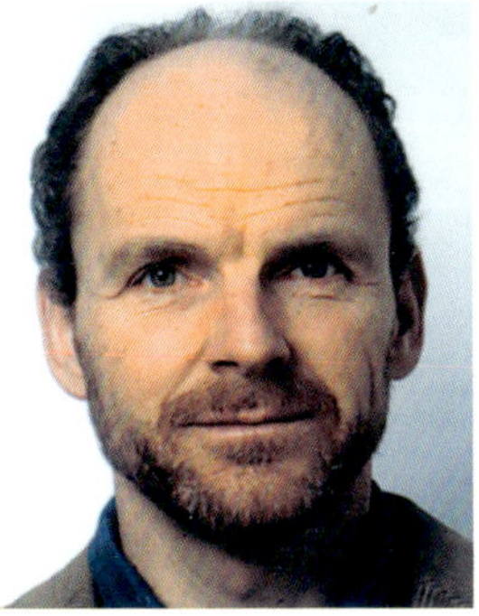

**Dr. med. Joachim Mutter** (Jahrgang 1967) war ursprünglich Energiegeräte-Elektroniker. Nach Abitur und Medizinstudium arbeitete er seit 2000 als Arzt. Von 2001 bis 2008 war er an der Universitätsklinik Freiburg tätig und absolvierte dort (am Institut von Prof. Dr. med. Franz Daschner, auch bekannt als „Hygienepapst") die Ausbildung zum Facharzt für Hygiene- und Umweltmedizin, mit Zusatzbezeichnungen für Naturheilverfahren und Akupunktur. Seit 2009 führt er eine Arztpraxis für Integrative Medizin in einer Tagesklinik in Konstanz.

Er absolvierte weitere Ausbildungen, unter anderem in Mikronährstofftherapie bei Krebs und anderen Krankheiten, in Ernährungsmedizin, Regulationsdiagnostik, Neuraltherapie, Zellsymbiosetherapie, Phytotherapie, Sportmedizin, Naturheilverfahren und Akupunktur.

Joachim Mutter ist ein gefragter Referent mit Vortrags- und Seminartätigkeit im In- und Ausland. Er hat wissenschaftliche Studien veröffentlicht und ist als Gutachter für Fachzeitschriften sowie durch Interviews in Zeitschriften, Radio und Fernsehen bekannt geworden.

Schwerpunkte seiner ärztlichen Tätigkeit sind: effektive Verhütung und Behandlung von Krankheiten sowie Verbesserung der Leistungsfähigkeit, auch bei Sportlern. Er betreut unter anderem die vielfache deutsche Mountainbikemeisterin und viermalige Olympiateilnehmerin Sabine Spitz, die 2004 die Bronzemedaille, 2008 Gold und 2012 (mit 41 Jahren) Silber gewann. (Siehe Nachwort)

Bisherige Buchveröffentlichungen: *Gesund statt chronisch krank* (Weil der Stadt, 2. Aufl. 2012), *Amalgam – Risiko für die Menschheit* (Weil der Stadt, 3. Aufl. 2011), *Lass dich nicht vergiften! Warum uns Schadstoffe chronisch krank machen und wie wir ihnen entkommen*, München 2012. Weitere Informationen:
www.zahnklinik.de/umwelt_integrativ

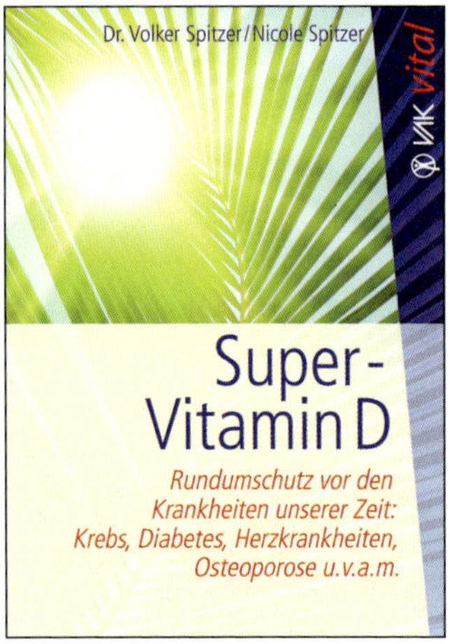


**Dr. Volker Spitzer, Nicole Spitzer:**

## Super-Vitamin D

***Rundumschutz vor den Krankheiten unserer Zeit***

**Leseprobe unter: www.vakverlag.de**

Bislang wurde Vitamin D hauptsächlich verabreicht, um Kinder vor Rachitis und Erwachsene vor Osteoporose zu schützen. Aktuelle Studien belegen jedoch, dass Vitamin D nicht nur Krankheiten vorbeugt, z. B. Krebs, Herzinfarkt und Diabetes, sondern diese auch heilen kann. Doch unsere Versorgung mit Vitamin D ist Besorgnis erregend: Mehr als die Hälfte aller Deutschen hat einen Vitamin-D-Mangel; bei den über 65-Jährigen sind es sogar 75 %. Dieser Ratgeber liefert Ihnen praktische Strategien für eine gesundheitsfördernde Vitamin-D-Versorgung.

128 Seiten, 15 Fotos, Paperback (15 x 21,5 cm)
ISBN 978-3-86731-053-6

**John Ratey, Eric Hagerman:**

## Superfaktor Bewegung

**Leseprobe unter: www.vakverlag.de**

Jeder weiß, dass Bewegung gesund ist und die Konzentrationsfähigkeit bei Alt und Jung steigert. „Superfaktor Bewegung“ ist das erste und einzige Buch, das ausführlich und umfassend darüber informiert, was Bewegung in unserem Gehirn bewirkt. Der bekannte Psychiater Dr. Ratey zeigt in leicht verständlicher Weise und mit vielen anschaulichen Fallbeispielen, wie und warum körperliche Betätigung nicht nur die Entwicklung von Intelligenz, sondern auch das soziale und emotionale Verhalten fördert und hilft, Krankheiten zu vermeiden.
Mit einem einfachen Übungsprogramm – so kommen Ihr Körper und Ihr Gehirn optimal in Form!

352 Seiten, Paperback (15 x 21,5 cm)
ISBN 978-3-86731-043-7

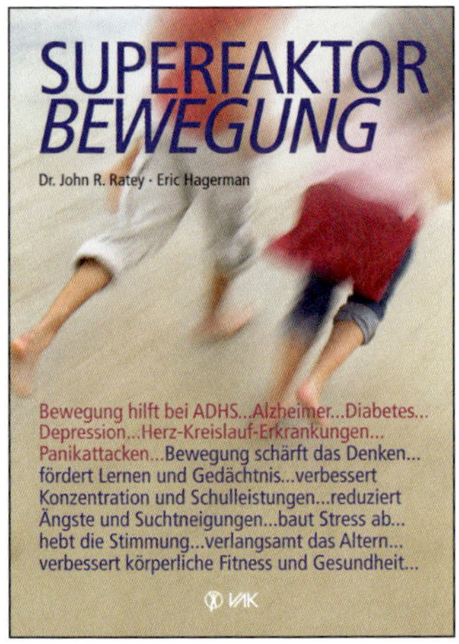


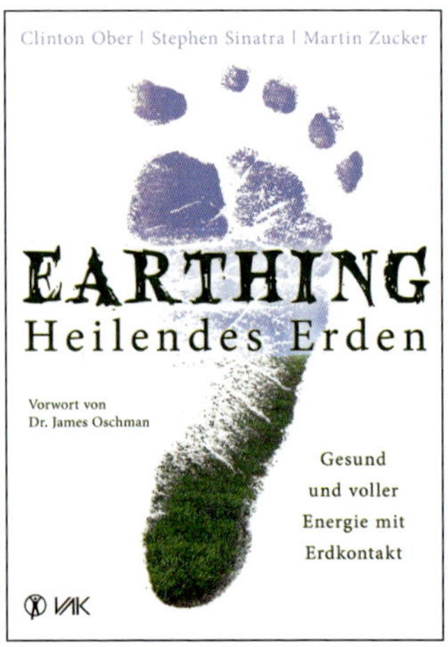


**Clinton Ober, Stephen Sinatra, Martin Zucker:**

## Earthing – Heilendes Erden

***Gesund und voller Energie mit Erdkontakt***

**Leseprobe unter: www.vakverlag.de**

Clinton Ober zeigt Ihnen hier, wie Sie die elektromagnetische Qualität der Erdoberfläche für Ihre Gesundheit nutzen können. Als „Erden“ bezeichnet er es, wenn wir auf der Erde sitzen oder barfuß stehen oder laufen. Wenn das nicht geht, können wir uns auch erden, indem wir auf einer speziellen leitfähigen Unterlage sitzen oder schlafen, die an die Erdleitung einer Steckdose angeschlossen ist. Fehlt uns der direkte Erdkontakt, wird unser Körper anfällig für Fehlfunktionen oder Erkrankungen und wir altern schneller.
Erden – so genial einfach wie Wassertrinken!

288 Seiten, 30 Abb., Paperback (16 x 22,5 cm)
ISBN 978-3-86731-091-8

**Bestellen Sie unsere kostenlosen Kataloge: www.vakverlag.de**